Selbstverletzung

Fortschritte der Psychotherapie
Band 77

Selbstverletzung

Prof. Dr. Christian Schmahl, PD Dr. Christian Stiglmayr

Christian Schmahl
Christian Stiglmayr

Selbstverletzung

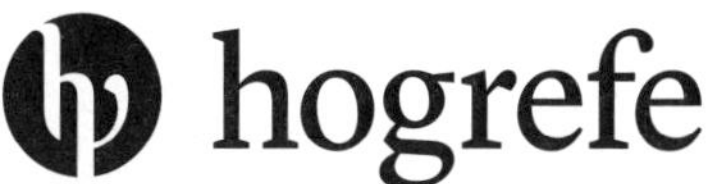

Prof. Dr. med. Christian Schmahl, geb. 1968. 1989–1996 Studium der Humanmedizin in Mainz und Gießen. 1996–2003 wissenschaftlicher Mitarbeiter an der Klinik für Psychiatrie und Psychotherapie der Universität Freiburg. 1996 Promotion. Seit 2003 wissenschaftlicher Mitarbeiter und seit 2015 Ärztlicher Direktor der Klinik für Psychosomatische Medizin und Psychotherapie am Zentralinstitut für Seelische Gesundheit Mannheim. 2006 Habilitation. Seit 2013 Professor für Experimentelle Psychopathologie an der Universität Heidelberg.

PD Dr. Christian Stiglmayr, geb. 1964. 1987–1994 Studium der Psychologie in Eichstätt und Freiburg. 1994–2001 wissenschaftlicher Mitarbeiter an der Psychiatrischen Universitätsklinik Freiburg. 2002 Promotion. 2001–2004 wissenschaftlicher Mitarbeiter an der Freien Universität Berlin. 2001 Gründung und Leitung der Arbeitsgemeinschaft für Wissenschaftliche Psychotherapie (AWP) in Berlin. 2002 Approbation zum Psychologischen Psychotherapeuten (Verhaltenstherapie) und seitdem niedergelassen in einer eigenen Praxis in Berlin. 2010 Habilitation und seitdem Privatdozent an der Humboldt Universität zu Berlin.

Bibliografische Information der Deutschen Nationalbibliothek
Die Deutsche Nationalbibliothek verzeichnet diese Publikation in der Deutschen Nationalbibliografie; detaillierte bibliografische Daten sind im Internet über http://dnb.dnb.de abrufbar.

Hogrefe Verlag GmbH & Co. KG
Merkelstraße 3
37085 Göttingen
Deutschland
Tel. +49 551 999 50 0
Fax +49 551 999 50 111
info@hogrefe.de
www.hogrefe.de

Satz: Matthias Lenke, Weimar
Druck: mediaprint solutions GmbH, Paderborn
Printed in Germany
Auf säurefreiem Papier gedruckt

1. Auflage 2020

(E-Book-ISBN [PDF] 978-3-8409-2751-5; E-Book-ISBN [EPUB] 978-3-8444-2751-6)
ISBN 978-3-8017-2751-2
http://doi.org/10.1026/02751-000

Inhaltsverzeichnis

Vorwort

Nichtsuizidales Selbstverletzendes Verhalten (NSSV) löst bei vielen Menschen Befremden und Irritation aus. Personen, die nicht in direktem Kontakt zu Menschen mit NSSV stehen, äußern häufig ihr Unverständnis und mitunter auch ihren Ärger wegen dieses „völlig irrationalen Verhaltens“. Personen, die im klinischen Kontext arbeiten, empfinden die Symptomatik als bedrohlich und unkontrollierbar oder fühlen sich manipuliert; Ängste aber auch Wut und Ärger sind die Folge. Angehörige erleben zumeist eine Mischung aus all diesen Empfindungen.

Was fremd und wenig nachvollziehbar erscheint, wird häufig abgelehnt und stigmatisiert. Eine konstruktive Auseinandersetzung findet dann nicht statt. Wir wollen daher mit diesem Buch zur Entstigmatisierung dieses Verhaltens beitragen. Der erste Teil des Buches bietet wichtiges Hintergrundwissen, der im zweiten Teil vorgestellte Behandlungsleitfaden beschreibt konkrete Hilfestellungen zur effektiven Behandlung von NSSV.

NSSV tritt bei einer Vielzahl von psychischen Störungen auf; die Hintergründe sowie die daraus abzuleitenden Behandlungsmöglichkeiten sind entsprechend vielfältig. Zwecks einer übersichtlicheren Darstellung haben wir uns daher auf eine Auswahl an stressassoziierten Störungen geeinigt, für welche das beschriebene Vorgehen angezeigt ist. Es handelt sich hierbei um Störungen, die im psychotherapeutischen Kontext am häufigsten zu beobachten sind, aber auch die meisten Fragestellungen im konkreten Vorgehen aufwerfen, wie z. B. die Borderline-Persönlichkeitsstörung, dissoziative Störungen, affektive Störungen oder die Posttraumatische Belastungsstörung. Für nicht oder nur teilweise geeignet halten wir das hier dargestellte Vorgehen für Erkrankungen aus dem psychotischen Formenkreis, für artifizielle Störungen (heimliches NSSV) sowie für Menschen mit einer geistigen Behinderung, Minderbegabung und Autismus.

Mannheim und Berlin, Herbst 2019

Christian Schmahl und
Christian Stiglmayr

1 Beschreibung der Störung

1.1 Definition

Selbstverletzungen finden sich in verschiedenen Ausprägungsformen und werden mit den unterschiedlichsten Motivationen durchgeführt.

Absichtliche Schädigung des eigenen Körpers, ohne die Absicht zu sterben

Merke

Das hier im Zentrum stehende *Nichtsuizidale Selbstverletzende Verhalten* (NSSV) wurde 2005 von Muehlenkamp als eigenständiges Syndrom eingeführt und 2009 von Nock als „direkte, absichtliche Zerstörung des eigenen Körpergewebes ohne suizidale Intention" (S. 9, Übersetzung durch die Autoren) definiert. Das heißt, dass zum Beispiel ein übermäßiger Alkoholkonsum zwar selbstschädigend sein kann, aber nicht unter die Definition von NSSV fällt.

NSSV lässt sich in einen größeren Kontext von selbstverletzenden Gedanken und Handlungen einordnen (vgl. Abb. 1). Diese werden zunächst in suizidal und nichtsuizidal unterteilt. Suizidale Gedanken und Handlungen sind durch die Intention zu sterben charakterisiert, während dies per definitionem bei

NSSV lässt sich von suizidalem Verhalten unterscheiden

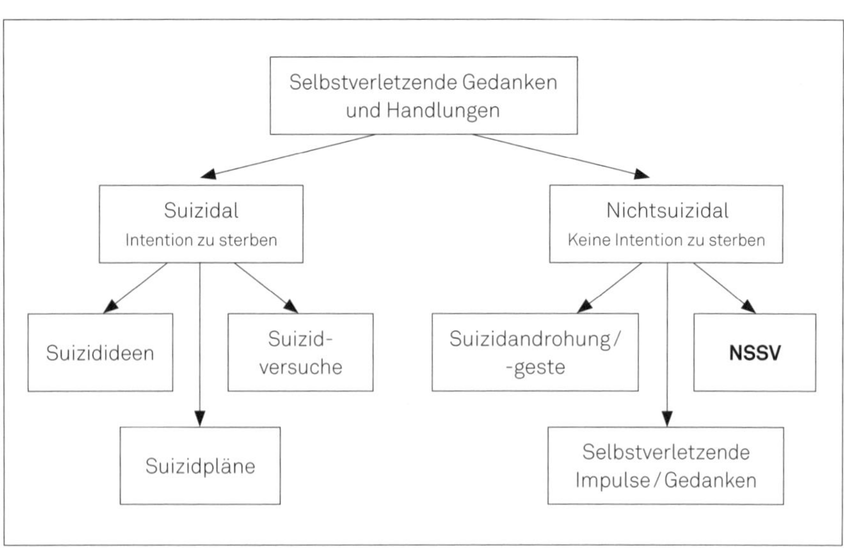

Abbildung 1: Klassifikation von Selbstverletzungen (in Anlehnung an Nock, 2009)

NSSV nicht der Fall ist. Hierbei ist jedoch festzuhalten, dass die Motivationslage bzgl. der Absicht zu sterben nicht in jedem Fall völlig eindeutig ist und auch bei derselben Art von Handlung (z. B. beim Schneiden mit Rasierklingen) innerhalb einer Person wechseln kann. Die hier im Vordergrund stehenden Verhaltensweisen umfassen Formen der Gewebeverletzung von leichtem Ritzen bis zu tiefen Schnittverletzungen, Verbrennungen oder Verätzungen oder Mit-dem-Kopf-an-die-Wand-Schlagen. Als alternative Begriffe, die aber nicht die Präzision des NSSV-Begriffes aufweisen, d. h. insbesondere nicht die klare Abgrenzung von suizidalen Handlungen aufweisen, und daher von uns nicht verwendet werden, existieren das „deliberate self-harm syndrome" sowie der Begriff „parasuicide".

Beim NSSV werden zunächst stereotype von anderen Formen unterschieden. Stereotypes NSSV wird mit hoher Frequenz durchgeführt und kommt fast ausschließlich bei Entwicklungsstörungen mit geistiger Retardierung oder neuropsychiatrischen Erkrankungen wie dem Tourette- oder dem Lesch-Nyhan-Syndrom vor. Die hier im Vordergrund stehenden Formen des NSSV sind demgegenüber durch eine bewusste Entscheidung und durch gewisse unterscheidbare Intentionen gekennzeichnet, welche auch für die Behandlung eine wesentliche Rolle spielen. Die Motive für NSSV wurden insbesondere bei der Borderline-Persönlichkeitsstörung genauer untersucht. Dabei steht eine Reduktion der hohen inneren Anspannung durch die Selbstverletzung im Vordergrund.

1.2 Epidemiologie, Verlauf und Prognose

NSSV ist ein häufiges Phänomen. Eine erste Studie an mehr als 5.000 Schülern zeigte eine Prävalenz von 10,9 % gelegentlichem NSSV (ein- bis dreimal/Jahr) und 4 % repetitivem NSSV (mindestens viermal/Jahr). Eine weitere Studie, die im Schulsetting durchgeführt wurde, ergab, dass ein Viertel aller 14- bis 17-Jährigen sich mindestens einmal selbst verletzt hatten und 9,5 % mindestens viermal. Außerdem berichteten 6,5 % der befragten Jugendlichen, dass sie bereits mindestens einen Suizidversuch verübt hätten. Internationale Vergleichsstudien ergaben weltweit recht ähnliche, mittlere Lebenszeitprävalenzen von 18 % mit gleichbleibenden Werten für die Erhebungszeitpunkte 2005 bis 2011. Eine große, in mehreren europäischen Ländern an mehr als 12.000 ca. 15 Jahre alten Schülern durchgeführte Studie ergab eine mittlere Lebenszeitprävalenz von 27,6 % (wobei Frankreich und Deutschland die höchsten Werte aufwiesen) und eine Häufigkeit von repetitivem NSSV (≥ 5 Ereignisse/Jahr) von 7,83 %. In einer Übersichtsarbeit, in die 32 individuelle Studien eingingen, zeigte sich ein Anstieg der NSSV-Raten im Alter zwischen 12 und 16 Jahren mit einer anschließenden Abnahme bis zum jungen Erwachsenenalter (Plener, Schumacher, Munz & Groschwitz, 2015).

NSSV ist häufig, insbesondere in der Adoleszenz

Den natürlichen Verlauf von NSSV untersuchte eine größere australische Studie an fast 2.000 Heranwachsenden über die Altersspanne von knapp 16 bis 29 Jahren. 10 % der Mädchen und 6 % der Jungen zeigten zu Beginn der Studie mit knapp 16 Jahren NSSV; bereits nach einem Jahr war die Frequenz auf ca. 2 % gesunken und pendelte sich dann mit Beginn des Erwachsenenalters auf ca. 1 % ein. Die häufigsten Methoden waren Schneiden und Verbrennen, gefolgt von Sich-selber-Schlagen. Mädchen zeigten eine höhere Kontinuität von NSSV im jungen Erwachsenenalter. Mit NSSV in der Adoleszenz assoziiert waren depressive und ängstliche Symptome, antisoziales Verhalten, Alkohol-, Cannabis- und Nikotin-Missbrauch. Insgesamt zeigt NSSV also über die Altersspanne der Adoleszenz eine deutlich rückläufige Tendenz. Eine weitere große Studie (Whitlock, Eckenrode & Silverman, 2006) erfasste NSSV an knapp 3.000 College-Studierenden in den USA. Hier berichteten 17 % der Teilnehmer, sich bereits mindestens einmal selbst verletzt zu haben. Der Beginn des NSSV wurde von 34 % der Teilnehmer zwischen 17 und 20 Jahren, von 27 % zwischen 15 und 16 Jahren, und von 25 % zwischen 10 und 14 Jahren angegeben. Von denjenigen mit repetitivem NSSV hatten knapp 80 % nach fünf Jahren wieder aufgehört, 40 % bereits nach einem Jahr.

Die häufigsten Methoden sind Schneiden, Kratzen und Sich-selbst-Schlagen

Die häufigsten NSSV-Methoden sind: 61,8 % Schneiden, 42,7 % Kratzen/Kneifen, 29,4 % Beißen, 27,6 % Stechen und 26,5 % Sich-selber-Schlagen. Als Lokalisation von NSSV wurde von den meisten Arm/Handgelenke angegeben, gefolgt von Hand/Fingern und Beinen. Während bei Mädchen das Schneiden die am häufigsten praktizierte Methode ist, zeigen Jungen am häufigsten Sich-selbst-Schlagen (Barrocas, Hankin, Young & Abela, 2012).

Merke

NSSV ist in der Adoleszenz sehr häufig, ca. 20 bis 25 % der Jugendliche haben sich schon einmal selbst verletzt.

Wie erwähnt, hört bei den allermeisten Betroffenen NSSV nach dem 20. Lebensjahr wieder auf. Insbesondere bei der Borderline-Störung (BPS) gehört NSSV jedoch zum zentralen klinischen Erscheinungsbild. Der Langzeitverlauf von NSSV bei der Borderline-Störung wurde von Zanarini und Mitarbeitern untersucht. Sie schlossen 290 BPS-Patientinnen und 72 Patientinnen mit einer anderen Persönlichkeitsstörung während einer stationären Behandlung ein und verfolgten diese beiden Gruppen über einen Zeitraum von zehn Jahren. Zu Beginn wiesen fast 90 % der BPS-Gruppe und ungefähr ein Viertel der Vergleichsgruppe repetitives NSSV mit mehreren Methoden auf. Nach zehn Jahren im natürlichen Verlauf war dieser Prozentsatz auf unter 13 % gesunken, lag jedoch immer noch höher als in der Vergleichsgruppe (2 %).

1.3 Differenzialdiagnose und Komorbidität

1.3.1 NSSV als normales Adoleszenten-Verhalten

NSSV spielt in gewissen Subkulturen eine wichtige Rolle

Schon aufgrund der hohen Prävalenzzahlen wird deutlich, dass es sich bei NSSV nicht immer um pathologisches Verhalten im engeren Sinn handeln muss; auch die starke Assoziation mit bestimmten Jugend-Subkulturen (z. B. Emo, Goth) geht in diese Richtung. Die wenigen vorhandenen Daten zum Langzeitverlauf sprechen dafür, dass in den meisten Fällen dieses Verhalten spätestens zu Beginn der dritten Lebensdekade von selbst wieder aufhört. Eine bislang noch völlig ungeklärte Frage ist, in welchen Fällen NSSV persistiert und sich in Richtung einer weitergehenden Psychopathologie, z. B. der BPS, entwickelt. Eine Rolle spielt hier sicher die Frequenz des Verhaltens, wobei repetitives Verhalten als Risikofaktor anzusehen ist, sowie schwierige familiäre Konstellationen und andere Verhaltensauffälligkeiten wie z. B. Substanzgebrauch.

1.3.2 NSSV als klinische Diagnose

Im DSM-5 wird NSSV erstmals definiert

Im DSM-5 wurde erstmals NSSV als Forschungsdiagnose aufgenommen (vgl. Kasten).

Kriterien für Nichtsuizidale Selbstverletzungen nach DSM-5[1] (APA/Falkai et al., 2018)

A. Die Person hat sich im letzten Jahr an fünf oder mehr Tagen absichtlich selbst Schaden an der Körperoberfläche in einer Weise zugefügt, dass dies zu Blutungen, Blutergüssen oder Schmerz (z. B. durch Schneiden, Brennen, Stechen, Hauen, starkes Reiben) geführt hat. Dies ist in der Erwartung geschehen, dass die Verletzung nur zu geringem oder mäßigem körperlichen Schaden führt (d. h. es bestand keine suizidale Absicht).

Beachte: Das Nichtvorhandensein einer Suizidabsicht wurde entweder durch die Person bestätigt oder kann daraus geschlossen werden, dass die Person wiederholt selbstschädigende Verhaltensweisen zeigt, von denen sie weiß oder gelernt hat, dass sie wahrscheinlich nicht zum Tod führen.

1 Abdruck erfolgt mit Genehmigung aus der deutschen Ausgabe des Diagnostic and Statistical Manual of Mental Disorders, Fifth Edition © 2013, Dt. Ausgabe: © 2018, American Psychiatric Association. Alle Rechte vorbehalten.

B. Die Person führt das selbstverletzende Verhalten mit mindestens einer der folgenden Erwartungen aus:
   1. Um die Entlastung von negativen Gefühlen oder einem negativen kognitiven Zustand zu erleben.
   2. Um zwischenmenschliche Probleme zu lösen.
   3. Um einen positiven Gefühlszustand herbeizuführen.

Beachte: Die angestrebte Entlastung oder Reaktion wird während oder kurz nach der Selbstverletzung erlebt. Das Verhaltensmuster der Person kann eine Abhängigkeit von der wiederholten Ausführung des selbstverletzenden Verhaltens nahelegen.

C. Die absichtliche Selbstverletzung wird von mindestens einem der folgenden Merkmale begleitet:
   1. Zwischenmenschliche Probleme oder negative Gefühle oder Gedanken wie Depression, Angst, Anspannung, Ärger, generalisiertes subjektives Leiden oder Selbstkritik unmittelbar vor dem selbstverletzenden Verhalten.
   2. Vor der Einleitung des Verhaltens besteht eine Phase des gedanklichen Verhaftetseins mit dem beabsichtigten Verhalten, welches schwer kontrolliert werden kann.
   3. Häufige Gedanken an Selbstverletzungen, die sich nicht im Verhalten niederschlagen müssen.

D. Das Verhalten ist nicht sozial sanktioniert (z. B. Body-Piercing, Tattoos, Teil eines religiösen oder kulturellen Rituals) und beschränkt sich nicht auf das Aufkratzen von Schorf oder das Beißen von Nägeln.

E. Das Verhalten oder dessen Folgen verursachen in klinisch bedeutsamer Weise Leiden oder Beeinträchtigungen in sozialen, ausbildungsrelevanten oder anderen wichtigen Funktionsbereichen.

F. Das Verhalten tritt nicht ausschließlich während psychotischer Episoden, eines Delirs, einer Substanzintoxikation oder eines Substanzentzugs auf. Bei Personen mit einer Störung der neuronalen und mentalen Entwicklung tritt das Verhalten nicht als Teil eines Musters repetitiver Stereotypen auf. Das Verhalten kann nicht besser durch eine andere psychische Störung oder einen medizinischen Krankheitsfaktor erklärt werden (z. B. psychotische Störung, Autismus-Spektrum-Störung, Intellektuelle Beeinträchtigung, Lesch-Nyhan-Syndrom, Stereotype Bewegungsstörung mit selbstverletzendem Verhalten, Trichotillomanien [Pathologisches Haareausreißen], Dermatillomanie [Pathologisches Hautzupfen/-quetschen]).

1.3.3 NSSV als Symptom der Borderline-Persönlichkeitsstörung (BPS)

NSSV gehört sowohl im DSM-5 als auch in der ICD-10 zu den diagnostischen Kriterien der BPS. Dieses Kriterium wird von 90 % der erwachsenen BPS-Patientinnen erfüllt. Auch bei Jugendlichen mit dieser Diagnose gehört es zu den häufigsten Kriterien (Kaess et al., 2013). Umgekehrt erfüllen Jugendliche mit NSSV nur in ca. 20 bis 52 % (In-Albon, Ruf & Schmid, 2013) die diagnostischen Kriterien der BPS und nur wenige Jugendliche das Vollbild einer BPS.

Sehr häufig bei der Borderline-Persönlichkeitsstörung

Merke

NSSV kann als früher Indikator mit hoher Sensitivität aber geringer Spezifität für eine BPS angesehen werden; ein früher Beginn des NSSV scheint ein besonderes Risiko für die Entwicklung einer BPS darzustellen (Groschwitz et al., 2015).

1.3.4 NSSV bei dissoziativen Störungen

NSSV im Sinne des DSM-5 findet sich bei 48 % der Patienten mit einer dissoziativen Identitätsstörung, bei 29 % der Patienten mit einer dissoziativen Amnesie und bei 23 % der Patienten mit einer sonstigen dissoziativen Störung. Eine Metaanalyse fand ein deutlich erhöhtes Auftreten von NSSV (OR = 7.85) bei Patienten mit dissoziativen Störungen (Calati, Bensassi & Courtet, 2017). Jugendliche mit früheren sexuellen Gewalterfahrungen und Hinweisen auf eine dissoziative Störung zeigen mehr NSSV. In einer neueren Übersichtsarbeit unterstreichen die Autoren (Ford & Gomez, 2015) den Zusammenhang zwischen traumatischen Lebenserfahrungen und NSSV bei Patienten mit dissoziativen Störungen. Dabei scheint die Diagnose einer Posttraumatischen Belastungsstörung eine vermittelnde Rolle zu spielen. Bei Patienten mit einer Posttraumatischen Belastungsstörung wird NSSV auch gelegentlich zur Reduktion der Traumasymptomatik (z. B. Intrusionen) eingesetzt.

Bei dissoziativen Störungen häufig verbunden mit traumatischen Lebenserfahrungen

1.3.5 NSSV und affektive Störungen

Von 150 Patienten mit NSSV erfüllten 72 % die Diagnose einer affektiven Störung. Umgekehrt berichteten in einer Gruppe von depressiven Patienten 20 % über NSSV. Die Besonderheit hier ist, dass NSSV ausschließlich während depressiver Phasen auftritt und nach dem Ende derselben aufhört.

1.3.6 NSSV bei Schizophrenie

Bei schizophrenen Störungen wurde historisch vor allem von schweren Formen der Selbstverletzung wie Enukleation des Auges oder Kastration berichtet. Es gibt jedoch auch in dieser Störungsgruppe NSSV im Sinne von leichteren Verletzungen. In einer Studie (J. Simms, McCormack, Anderson & Mulholland, 2007; L. J. Simms, 2007) berichteten 51,5 % der Patienten mit Schizophrenie, sich mindestens einmal in ihrem Leben selbst verletzt zu haben; die mittlere Häufigkeit lag bei dreimal (Spanne 1 bis 7). Ungefähr ein Drittel dieser Patienten berichtete von NSSV, das mit akustischen Halluzinationen im direkten Zusammenhang stand. NSSV stellt neben früheren depressiven Episoden, Drogenabhängigkeit und wiederholten stationären Aufnahmen einen Risikofaktor für einen späteren Suizid dar (Haw, Hawton, Sutton, Sinclair & Deeks, 2005).

Gelegentlich im Zusammenhang mit akustischen Halluzinationen

2 Störungstheorien und -modelle

2.1 Psychologische Theorien

2.1.1 Lerntheoretische Modelle

Lerntheoretische Modelle für NSSV wurden erstmals in den 1960er- und 1970er-Jahren formuliert und betonten die Rolle von klassischen Konditionierungsprozessen sowie positiven und negativen Verstärkungsmechanismen für die Aufrechterhaltung von NSSV. Eine Gemeinsamkeit der verschiedenen lerntheoretischen Modelle besteht darin, dass sie externale und internale Auslöser und Verstärker, die sowohl in der Umwelt der Person als auch in der Person selbst liegen können, in den Mittelpunkt der Erklärung rücken.

Klassische Konditionierung

Konditionierungsprozesse spielen bei der Erklärung von NSSV eine wichtige Rolle. Durch klassische Konditionierungsprozesse können bestimmte Orte, Bilder, Objekte oder Personen mit NSSV verknüpft sein. Wenn beispielsweise ein bestimmtes Küchenmesser (in diesem Fall der konditionierte Reiz, CS) wiederholt mit der sensorischen Wahrnehmung des Schneidens in die Haut (UCS) verknüpft ist, kann der bloße Anblick jenes Messers den Drang auslösen, sich zu schneiden. Genauso kann eine spezielle Emotion als CS das Bedürfnis nach NSSV auslösen, nachdem die Person sich wiederholt in solchen emotionalen

Zuständen selbst verletzt hat. Obwohl die meisten mit NSSV verknüpften Verhaltensweisen eher operanten als klassischen Konditionierungsprozessen zu unterliegen scheinen, kann der klassischen Konditionierung dennoch eine Rolle bei der Erklärung des Bedürfnisses nach NSSV zugeschrieben werden.

Sowohl klassische als auch operante Konditionierung spielen wichtige Rolle

Positive und negative Verstärkung

Als Verstärker werden die Konsequenzen eines Verhaltens verstanden, wenn sie die Auftretenswahrscheinlichkeit des Verhaltens unter ähnlichen situativen Bedingungen erhöhen. Eine frühe Übersichtsarbeit zu NSSV bei Kindern und Personen mit Entwicklungsstörungen identifizierte zwei wichtige Verstärker für NSSV. Auf der einen Seite scheinen „soziale" Konsequenzen wie soziale oder körperliche Interaktionen eine Rolle zu spielen, andererseits kann eine Vermeidung oder Unterbrechung aversiver Situationen durch NSSV im Sinne einer negativen Verstärkung eine Rolle spielen. Nock und Prinstein (2005) vermuten, dass NSSV bei Erwachsenen entweder durch *sozial vermittelte* oder *automatische* Verstärker aufrechterhalten wird. Wenn beispielsweise das Umfeld einer Person dieser aufgrund des NSSV mehr Aufmerksamkeit und emotionale Unterstützung entgegenbringt und dies zu einer gesteigerten Wahrscheinlichkeit für NSSV führt, würde man dies als positive *soziale* Verstärkung verstehen. Von einer negativen sozialen Verstärkung würde man sprechen, wenn beispielsweise der Freund einer Betroffenen in Abhängigkeit von NSSV weniger Forderungen stellen (z. B. Zeit mit ihm verbringen) oder unangenehme Verhaltensweisen (z. B. kritisieren, anschreien) unterlassen würde.

Unterscheidung automatische und soziale Prozesse

Ein *automatischer* Verstärker hingegen bezieht sich auf Veränderungen *innerhalb der Person*, d. h. physische Empfindungen (z. B. Schmerz), emotionale Reaktionen (z. B. Zunahme von Freude – positiver automatischer Verstärker; Abnahme von Ärger – negativer automatischer Verstärker). Daneben können es auch Veränderungen des Denkens oder anderer Erlebnisinhalte sein, die durch NSSV ausgelöst werden können. Das Erleben von körperlichem Schmerz kann ein positiver automatischer Verstärker sein, zum Beispiel wenn eine Betroffene sich ganz betäubt fühlt und sich nach der Selbstverletzung wieder spürt. In einer Studie, die an 30 Jugendlichen (Alter 12 bis 19 Jahre) mittels Ambulantem Assessment über einen Erhebungszeitraum von zwei Wochen durchgeführt wurde, stellten Selby und Mitarbeiter (2014) fest, dass bei mehr als der Hälfte der Teilnehmer bei mindestens einem NSSV-Ereignis ein automatischer positiver Verstärker vorlag.

Erfahrungsvermeidung

Ein weiteres lerntheoretisches Modell des NSSV ist das *Modell der Erfahrungsvermeidung* (EAM, *experiential avoidance model*; Chapman, Gratz & Brown, 2006). Unter dem Begriff Erfahrungsvermeidung werden Verhaltensweisen zusammengefasst, die einer Vermeidung oder Beendigung von aversiven Emotionen, Gedanken, Körperempfindungen oder Situationen dienen. Innerhalb des EAM wird angenommen, dass NSSV in den meisten Fällen der Erfahrungsvermeidung dient. Daraus folgt, dass NSSV durch die Vermeidung von aversiven Emotionen, Gedanken oder anderen Empfindungen hauptsächlich einer negativen Verstärkung unterliegt.

Merke

Konditionierungsprozesse spielen eine wichtige Rolle bei der Entstehung und Aufrechterhaltung von NSSV. So kann das Verhalten beispielsweise über die daraus folgende Reduktion unangenehmer Gefühle oder die Vermeidung schwieriger sozialer Erfahrungen verstärkt werden.

2.1.2 Einstellungen und Erwartungen

In der sozial-kognitiven Theorie und in der Theorie des geplanten Verhaltens werden Einstellungen und Erwartungshaltungen ein starker Einfluss auf die Entstehung von Verhalten zugeschrieben. Der Theorie des geplanten Verhaltens zufolge haben Personen eine Einstellung gegenüber bestimmten Verhaltensweisen (z. B. NSSV), die auf den Dimensionen *sinnlos - nützlich* und *unangenehm - angenehm* eingeordnet werden kann. Innerhalb des Modells sollten jene Personen besonders häufig NSSV zeigen, die es auf der Ebene ihrer Einstellungen als nützlich und angenehm einstufen.

Entspannende Wirkung und Kontrolle

Einige Forschungsergebnisse legen nahe, dass bestimmte Einstellungen und Erwartungen tatsächlich eine Rolle für das Auftreten von NSSV spielen. Beispielsweise berichten die meisten Betroffenen übereinstimmend von einer entspannenden Wirkung oder Erleichterung durch NSSV, wenn sie zu ihren Gründen für NSSV befragt werden. Aus einer kognitiven Perspektive betrachtet sollte allein die Überzeugung, dass NSSV eine entspannende Wirkung habe, auch dazu führen, dass es genauso erlebt wird. Im klinischen Alltag berichten Betroffene weiterhin davon, dass NSSV ihnen ein subjektives Gefühl der Kontrolle über ihre Emotionen gibt. Tatsächlich gibt es Anhaltspunkte dafür, dass Emotionen durch NSSV geäußert *(externalisiert)* werden können, wodurch sie vielleicht konkreter, vorhersagbarer und kontrollierbarer erscheinen. Andere positive Erwartungen gegenüber NSSV betreffen interpersonelle Einflussmöglichkeiten. Von einem kognitiven Standpunkt aus gesehen sollte die Erwartung, dass NSSV zu einer erwünschten Veränderung im Verhalten anderer Personen führt (z. B. erhöhte Aufmerksamkeit, Unterstützung, emotionale Wärme oder die Verringerung unangenehmer Handlungen), in einer größeren Motivation zum Durchführen von NSSV resultieren.

Auch empirisch lässt sich zeigen, dass sich die berichteten Einstellungen, subjektiven Normen und die Selbstwirksamkeitserwartung zwischen Personen mit NSSV in der Vorgeschichte und Personen ohne NSSV signifikant unterscheiden (O'Connor, Armitage & Gray, 2006). Weiterhin konnte durch dieselben kognitiven Variablen die Motivation für NSSV drei Monate später vorhergesagt werden. Zusätzlich konnte durch die kognitiven Variablen signifikant mehr Varianz in der Motivation für NSSV erklärt werden als über klinische Indikatoren (z. B. Depressivität, Ängstlichkeit, Hilflosigkeit).

Als weitere kognitive Motivbereiche wurden das Erzielen von Aufmerksamkeit sowie Selbstbestrafung angegeben. Es konnte gezeigt werden, dass die Motive für NSSV mit den eingetretenen Konsequenzen hoch korrelieren, d. h. wenn z. B. die Selbstverletzung zur Selbstbestrafung durchgeführt wurde, dieses Gefühl auch tatsächlich eintrat (Saraff, Trujillo & Pepper, 2015).

Merke

Einstellungen und Erwartungen spielen eine wichtige Rolle im Zusammenhang mit NSSV. So ist mit dem Verhalten häufig die Erwartung verbunden, dass damit Probleme „gelöst" werden können.

2.1.3 Selbstverifizierung und Selbstvalidierung

Ein weiterer kognitiver Faktor, der im Kontext von NSSV diskutiert wird, bezieht sich auf die Selbstverifizierung. In Forschungsarbeiten zu diesem Thema wurde gefunden, dass Personen bestrebt sind, Rückmeldungen zu bekommen, die zu ihrem Selbstbild passen, selbst wenn es sich um negative Bereiche handelt. Es lässt sich also annehmen, dass die Validierung oder Verifizierung ihrer Selbstsicht einen Verstärkerwert besitzt, selbst wenn dies negative Inhalte impliziert. Im Zusammenhang mit NSSV berichten Betroffene häufig über Scham und negative Einstellungen ihrer eigenen Person und ihrem Körper gegenüber. Es scheint daher möglich, dass Personen durch NSSV auch ihre negativen, sich selbst abwertenden Gedanken verifizieren.

2.1.4 Bindungserfahrung

Mehrere Studien zeigen einen Zusammenhang von unsicherem Bindungsstil und schlechtem emotionalen und psychischem Funktionsniveau; Evidenz für einen Zusammenhang zwischen Bindungsstil und NSSV wurde durch Gratz und Kollegen (2002) gefunden. Die Autoren konnten bei Studentinnen zeigen, dass eine unsichere Bindungserfahrung einen signifikanten Prädiktor für NSSV darstellt, auch wenn man die Einflüsse von schlechtem Erziehungsstil und emotionaler Vernachlässigung oder Missbrauch kontrolliert.

2.1.5 Benefits und Barrieren

Das neuere Benefits-Barrieren-Modell (Hooley & Franklin, 2018) stellt auf der einen Seite die Vorteile (Benefits), die Betroffene durch NSSV haben, und auf der anderen Seite die Barrieren dar, die NSSV gegenüberstehen. Wenn die Benefits die Barrieren überwiegen, wird NSSV wahrscheinlicher. Die empirische Testung dieses Modells steht allerdings noch aus.

Benefits und Barrieren

Benefits-Barrieren-Modell: NSSV tritt auf beim Überwiegen der Benefits

Die *Benefits* sind
1. Affektverbesserung durch NSSV,
2. Erfüllung von Selbstbestrafungstendenzen,
3. verbesserte Peergroup-Affiliation und
4. Kommunikation von Stress oder Stärke.

Die diesen gegenüberstehenden *Barrieren* sind
1. fehlende Kenntnis über NSSV,
2. positive Sicht von sich selbst,
3. körperlicher Schmerz durch NSSV,
4. Aversion gegenüber NSSV-assoziierten Stimuli wie Blut oder Wunden und
5. soziale Normen.

2.2 Neurobiologische Theorien

Grundsätzlich lassen sich zwei unterschiedliche Untersuchungsweisen unterscheiden: Zum einen können neurobiologische Auffälligkeiten (z. B. veränderte Hirnvolumina oder Cortisol-Spiegel) bei Personen mit NSSV im Vergleich zu solchen ohne NSSV beschrieben werden, hierdurch erhält man Aufschluss über andauernde Veränderungen (traits). Daneben besteht die Möglichkeit, das Phänomen NSSV möglichst genau zu operationalisieren, es unter Laborbedingungen in standardisierter Form abzubilden und währenddessen neuronale (z. B. fMRI) oder neurochemische Korrelate (z. B. Cortisol-Spiegel) zu messen. Diese letztere Vorgehensweise fällt in den Bereich der experimentellen Psychopathologie.

2.2.1 Befunde zu überdauernden neurobiologischen Veränderungen

Schmerzverarbeitung und NSSV

Reduzierte Schmerzwahrnehmung

Im Zusammenhang mit NSSV spielt die Schmerzwahrnehmung und -verarbeitung eine wichtige Rolle. Im klinischen Alltag fällt im Zusammenhang mit Selbstverletzungen eine reduzierte Schmerzsensitivität (Hypoalgesie) auf; häufig berichten die Betroffenen, dass sich die Schmerzwahrnehmung 15 bis 30 Minuten nach der durchgeführten Selbstverletzung wieder normalisiert. Die ersten Untersuchungen zum Zusammenhang von NSSV und Schmerzwahrnehmung wurden bei Patienten mit BPS durchgeführt. Bei Borderline-Patientinnen, die sich selbst verletzten und dabei keine Schmerzen empfanden, und bei Patientinnen, die während NSSV Schmerzen empfanden, wurde der sogenannte Cold Pressor Test (CPT) zur Erfassung der Schmerzwahrnehmung angewandt (Russ et al., 1992). Patientinnen, die während NSSV schmerzunempfindlich waren, zeigten auch experimentell ein signifikant niedrigeres Schmerzempfinden als Patientinnen, die während der Selbstverletzung Schmerzen spürten, und diese wiederum ein niedrigeres Schmerzempfinden als gesunde Kontrollprobandinnen (Russ et al., 1992). Bohus und Mitarbeiter (2000) setzten den CPT bei zwölf unmedizierten BPS-Patientinnen mit NSSV-assoziierter Hypoalgesie sowie bei 19 Kontrollprobandinnen ein. Die Befunde deuten sowohl auf eine generelle Verringerung der Schmerzwahrnehmung als auch eine stressinduzierte Hypoalgesie hin.

Eine Metaanalyse schloss insgesamt 32 Studien an Jugendlichen und Erwachsenen mit NSSV ein, von denen die meisten Hitzeschmerzreize untersuchten. Diese Metaanalyse zeigte mittlere bis große Effektstärken für verschiedene Schmerzmaße in Richtung einer reduzierten Schmerzsensitivität (Koenig, Thayer & Kaess, 2016).

Normalisierung der Schmerzverarbeitung nach Beendigung von NSSV

Schmerzwahrnehmung normalisiert sich wieder

Es wurde außerdem der Frage nachgegangen, ob sich bei Betroffenen, die ihr NSSV beendet haben, auch das Schmerzempfinden wieder normalisiert (Ludascher et al., 2009). Dabei zeigten BPS-Patientinnen mit aktuellem NSSV eine niedrigere Schmerzempfindlichkeit als solche, die aufgehört hatten, sich selbst zu verletzen, und diese wiederum niedrigere Intensitätsratings als gesunde Kontrollprobandinnen. Die Ergebnisse dieser Studie sprechen also dafür, dass die reduzierte Schmerzwahrnehmung bei BPS-Patientinnen sich nach Beendigung des selbstverletzenden Verhaltens in Richtung normaler Schmerzwahrnehmung verändert. In einer Längsschnittuntersuchung wurden BPS-Patientinnen vor und nach einer 12-wöchigen stationären DBT-Behandlung sowie BPS-Patientinnen ohne DBT-Behandlung hinsichtlich ihrer Schmerzempfindlichkeit untersucht (Niedtfeld et al., 2017). Im Vergleich der beiden

Gruppen zeigte sich kein Unterschied in der Veränderung der Schmerzschwellen über die Zeit, die DBT-Gruppe wies jedoch eine stärkere Zunahme der Schmerzempfindlichkeit auf. In einer Studie an Jugendlichen mit NSSV (Durchschnittsalter 15,3 Jahre) zeigte sich jedoch, trotz klinischer Verbesserung inklusive einer Reduktion der NSSV-Frequenz, keine Veränderung der Schmerzsensitivität nach einem Jahr (Koenig et al., 2017).

Beitrag der verschiedenen Schmerzkomponenten

Um zu überprüfen, ob der veränderten Schmerzwahrnehmung Defizite in der sensorischen oder der affektiven Schmerzkomponente zugrunde liegen, wurde eine Studie mit laserevoziertem Hitzeschmerz sowie laserevozierten Potenzialen (LEP) durchgeführt (Schmahl et al., 2004). Hier würde man bei einer Beeinträchtigung der sensorischen Schmerzkomponente reduzierte LEPs erwarten, doch es zeigten sich trotz deutlich reduzierten Schmerzempfindens tendenziell höhere LEP-Amplituden bei den Patientinnen im Vergleich zu den Kontrollprobandinnen. Da außerdem die räumliche Diskrimination nicht gestört war, ist zu vermuten, dass die verminderte Schmerzwahrnehmung nicht auf eine generelle Beeinträchtigung der sensorischen Schmerzkomponente zurückzuführen ist.

Störung der affektiven Schmerzkomponente

Um daher eine mögliche Beeinträchtigung der affektiven Schmerzkomponente zu untersuchen, wurde eine fMRT-Untersuchung während der Applikation von Hitzeschmerzreizen bei BPS-Patientinnen durchgeführt (Schmahl et al., 2006). Die Patientinnen gaben auch hier signifikant niedrigere Schmerzintensitäten an als die gesunden Kontrollprobandinnen. Im Unterschied zu den Kontrollprobandinnen zeigten die Patientinnen ein spezifisches Muster kortikaler Aktivierung während der Schmerzreizung. Im dorsolateralen Kortex, einer wichtigen Region für die Schmerzkontrolle, wiesen sie eine stärkere Aktivierung auf; außerdem zeigte sich eine Deaktivierung im Bereich des vorderen Cingulums sowie der Amygdala, zwei wesentlichen Regionen der affektiven Schmerzverarbeitung.

Neurochemische Veränderungen

Auffälligkeiten im Serotonin-System, im Opioid-System, im Hypothalamus-Hypophysen-Nebennierenrinden-System

Auf neurochemischer Ebene werden Dysfunktionen in drei Systemen diskutiert, dem Serotonin-System, dem Endogenen Opioid-System (EOS) sowie dem Hypothalamus-Hypophysen-Nebennierenrinden-System (HHNS). Eine Dysfunktion des Serotonin-Systems stellt einen wichtigen Prädiktor für emotionale Dysregulation und Impulsivität dar. Eine reduzierte Reaktivität des Systems fand sich nicht nur bei erhöhter Impulsivität sowie Suizidversuchen in der Vorgeschichte, sondern war bei Patienten, die sowohl Suizidversuche als auch NSSV aufwiesen, besonders deutlich ausgeprägt. Bei Personen mit NSSV zeigte sich eine signifikante negative Korrelation zwischen der Zahl der Imipramin-Bindungsstellen und der Schwere des NSSV.

Das Endogene Opioid-System

Das EOS besteht aus drei Klassen von Opioiden: β-Endorphin, Enkephalin und Dynorphin (μ-, δ- und κ-Opioid-Rezeptoren). Menschen, die repetitives selbstverletzendes Verhalten zeigen, wiesen Veränderungen in ihrem β-Endorphin-Spiegel auf. Das EOS wird aktiviert, wenn der Organismus physischem, sozialem oder emotionalem Schmerz ausgesetzt wird, und auch bei positiven physischen oder emotionalen Reizen. Das EOS beeinflusst durch seine analgetische Wirkung außerdem die Wahrnehmung von Schmerz. Patienten mit NSSV wiesen niedrigere β-Endorphin-Baseline-Level in der Zerebrospinalflüssigkeit auf als Patienten ohne NSSV (Stanley et al., 2010). Eine PET-Studie konnte zeigen, dass Patienten mit BPS und NSSV empfindlichere μ-Rezeptoren aufwiesen als gesunde Kontrollprobanden, was auch auf chronisch erniedrigte β-Endorphin-Spiegel hindeuten könnte. Chronisch niedrige β-Endorphin-Level sind mit stärkeren und häufigeren negativen Emotionen assoziiert sowie mit dem Gefühl von chronischer innerer Leere, also Symptomen, die häufig von NSSV-Betroffenen berichtet werden. NSSV führt durch die Beschädigung des Körpergewebes zu einer vermehrten Ausschüttung von β-Endorphin. Es wurde daher vermutet, dass dies zu einer Reduktion der negativen Emotionen, inneren Anspannung und anderer assoziierter Symptome führen könnte. Interpretiert man NSSV im Hinblick auf die aufgeführten Befunde, könnte man NSSV als einen unbewussten Versuch der Betroffenen beschreiben, ihre β-Endorphin-Spiegel zu erhöhen bzw. auf ein normales Niveau anzuheben. Dies entspricht in etwa der in Bezug auf das Endogene Opioid-System (EOS) formulierten *Schmerzhypothese*. Danach führt eine verstärkte EOS-Aktivität zur Hypoalgesie und die Betroffenen benutzen NSSV, um wieder in einen normalen Bereich der Schmerzwahrnehmung zu gelangen. Im Gegensatz dazu postuliert die *Abhängigkeitshypothese*, dass die Betroffenen Selbstverletzung zur Stimulation des EOS benutzen und ein Abhängigkeitsverhalten entwickeln. Die Datenlage zum EOS in Zusammenhang mit NSSV ist jedoch insgesamt recht dünn und teilweise nicht eindeutig (Hooley & Franklin, 2018); erste eigene Ergebnisse deuten jedoch darauf hin, dass durch NSSV die EOS-Aktivität tatsächlich erhöht wird.

Steigerung endogener Opioide

Das Hypothalamus-Hypophysen-Nebennierenrinden-System (HHNS)

Bezüglich des HHNS sind die Befunde heterogen, es deutet sich jedoch folgendes Muster an: Sowohl BPS-Patientinnen als auch Jugendliche mit NSSV zeigten einen erhöhten Cortisol-Morgenpeak, d. h. ein unter Normalbedingungen verändertes Tagesprofil. Nach einem sozialen Stresstest zeigte sich eine signifikant reduzierte Cortisol-Antwort bei BPS-Patientinnen. Diese reduzierte Reaktion war jedoch nicht von einer reduzierten ACTH-Sekretion begleitet, was auf eine stressassoziierte Hypoaktivität der Nebennierenrinde hindeuten könnte. Eine ähnlich reduzierte Cortisol-Antwort auf sozialen Stress fand sich bei Jugendlichen mit NSSV (Kaess et al., 2012). Eine neue Studie konnte jedoch eine signifikant erhöhte Cortisol-Antwort nach experimenteller Schmerzinduktion bei Jugendlichen mit NSSV zeigen. Die unterschiedliche Reaktion auf sozialen Stress und Schmerz könnte also auf einen spezifischen Mechanismus der Stressregulation im Zusammenhang mit NSSV hindeuten.

Merke

Auf der neurobiologischen Ebene spielt im Zusammenhang mit NSSV insbesondere eine reduzierte Schmerzempfindung (Hypoalgesie) eine wichtige Rolle. Diese ist mit einer Veränderung von Hirnaktivierung (reduzierte Amygdala-Aktivität) und Veränderungen im Endogenen Opioid-System und im Hypothalamus-Hypophysen-Nebennierenrinden-System verbunden.

2.2.2 Befunde aus der experimentellen Psychopathologie

Mit den weiter oben dargestellten Untersuchungen zum Zusammenhang zwischen Stressverarbeitung und Schmerzwahrnehmung befinden wir uns bereits im Bereich der experimentellen Psychopathologie. Bei NSSV handelt es sich um ein heterogenes psychopathologisches Phänomen mit großen Unterschieden in der Verhaltensausprägung sowie im Zeitverlauf und in der Intensität des Verhaltens. Dennoch lässt sich, insbesondere für die BPS, ein mehr oder weniger prototypisches Verhaltensmuster (z. B. beim Schneiden mit Rasierklingen in Situationen erhöhter innerer Anspannung) herausarbeiten und der experimentellen Untersuchung zugänglich machen. Eine Möglichkeit stellt hier das Vorgehen nach der „Script-driven imagery"-Methode dar. Diese Methode wurde entwickelt, um peripherphysiologische (Hautleitfähigkeit, Herzfrequenz, Blutdruck), neurochemische und neuronale Korrelate von stressreichen Erinnerungen zu untersuchen. In einer Studie an inhaftierten Personen mit NSSV wurde die „Script-driven imagery"-Methode benutzt und psychophysiologische Maße während der Imagination von personalisierten NSSV-Episoden erfasst. Im Vergleich zu Kontrollprobanden ohne NSSV führte diese Imagination zu einer signifikanten Reduktion sowohl der Herzfrequenz als auch der subjektiven inneren Anspannung. Shaw-Welch (2004) fand bei Patientinnen mit BPS ähnliche emotionale und physiologische Veränderungen mit standardisierten Beschreibungen von NSSV sowie suizidalem Verhalten. Beide Studien unterstreichen auf psychophysiologischer Ebene die negative Verstärkung von NSSV durch die Reduktion der inneren Anspannung.

Starke Veränderungen in Stresssystemen

Die „Script-driven imagery"-Methode wurde zur Untersuchung imaginierter Selbstverletzungen während der funktionellen Bildgebung adaptiert. Die Teilnehmerinnen hörten während der fMRT-Messung ein Skript, welches eine stressreiche Situation mit einer anschließenden Selbstverletzung beschrieb. Das Hören des Skripts führte bei den Patientinnen zu stärkerer Anspannung als bei den Kontrollprobandinnen. Das gefundene neuronale Muster zeigt Ähnlichkeiten mit Befunden gestörter Impulskontrolle (orbitofrontaler Kortex), Auffälligkeiten bei der Reaktionswahl im Rahmen einer emotional belastenden Situation (dorsolateraler präfrontaler Kortex) und reduzierter Distanz zum Gehörten (cingulärer Kortex).

Wie schon beschrieben, spielen starke Schmerzreize – wie sie während NSSV ausgeübt werden – eine wichtige Rolle im Rahmen der Affektregulation. Eine durch stresshafte Reize gesteigerte Amygdala-Aktivität konnte durch somatosensorische Reize wieder reduziert werden. In dieser fMRT-Untersuchung wurden zunächst für drei Sekunden aversive Bilder gezeigt, worunter es zu einer Zunahme der Aktivität in der Amygdala und der Insula kam. Anschließend wurden Hitzeschmerzreize sowohl oberhalb als auch unterhalb der Schmerzschwelle für neun Sekunden appliziert; dabei reduzierte sich die Aktivität in der Amygdala sowohl durch über- als auch durch unterschwellige Hitzereize, in der Insula verhinderten überschwellige Hitzereize einen weiteren Anstieg der Aktivität. In einer weiteren Analyse dieser Daten zeigte sich, dass die normalerweise vorhandene funktionelle Verbindung zwischen emotionsverarbeitenden Regionen (Amygdala, Insula) und präfrontalen, emotionssteuernden Regionen bei Patientinnen erst bei schmerzhaften Reizen aktiviert wurden, was darauf hindeutet, dass im Zusammenhang mit NSSV Schmerzreize zur Wiederherstellung einer normalen Hirnfunktion erforderlich sind.

Um die neurobiologischen Mechanismen von NSSV besser zu verstehen, wurde ein Inzisions-Schmerz-Modell benutzt, bei dem nach einer Stressinduktion ein kleiner Schnitt am Unterarm durchgeführt wird. Hierbei zeigte sich bei gesunden Probandinnen ein kurzfristiger weiterer Anstieg der Anspannung, während es bei BPS-Patientinnen zu einer kurzfristigen Reduktion von Anspannung und Herzfrequenz kam. Außerdem zeigte sich, dass die Inzision zu einer Reduktion der Amygdala-Aktivität und zu einer Normalisierung der Verbindung zwischen Amygdala und präfrontalem Kortex führte (Reitz et al., 2015). Weitere Untersuchungen wurden durchgeführt, um die Rolle der Gewebeverletzung und des Sehens von Blut im Kontext von NSSV aufzuklären. Hierbei zeigte sich interessanterweise, dass der Spannungsabfall nach einem Schmerzreiz unabhängig davon auftritt, ob der Schmerzreiz mit einer Gewebeverletzung gekoppelt ist (Willis et al., 2017). Hierzu wurde die Inzision mit einem gleich schmerzhaften Druckreiz verglichen, der mittels einer auf die Haut aufgesetzten, diese aber nicht verletzenden Klinge appliziert wurde. Remittierte Patienten wiesen die Kopplung von Schmerzhaftigkeit des Stimulus und Spannungsabfall nicht mehr auf, sondern zeigten ein eher normales Muster, indem höhere Schmerzhaftigkeit des Stimulus mit einem höheren Anspannungsniveau assoziiert war.

Merke

Experimentelle Schmerzreize führen bei NSSV-Betroffenen zu einer Normalisierung von gestörten Hirnfunktionen (z.B. Reduktion erhöhter Amygdala-Aktivität); dieser Pathomechanismus könnte die Aufrechterhaltung von NSSV erklären.

2.3 Risikofaktoren und integratives Modell

2.3.1 Risikofaktoren

Wir unterscheiden zwischen distalen (d.h. weiter vom Verhalten entfernt liegenden) und proximalen (näher daran liegenden) Faktoren. Zu den distalen Risikofaktoren zählen eine genetische Prädisposition, traumatische Erfahrungen, Depression bzw. Angst sowie ein instabiles Selbstkonzept (vgl. Abb. 2 in Kap. 2.3.2). Als proximale Risikofaktoren bzw. unmittelbare Auslöser werden hauptsächlich intra- und interpersonelle Stressereignisse angegeben. Insbesondere bei Jugendlichen stellt ein instabiles Selbstkonzept bzw. eine Identitätsproblematik einen wichtigen distalen Faktor dar, während Zufriedenheit mit sozialer Unterstützung und Bindung an die Eltern als protektive Faktoren gefunden werden konnten. Jugendliche aus alternativen Subkulturen (Goth, Emo, Punk) weisen überdurchschnittlich häufig NSSV auf und NSSV ist bei transsexuellen Personen, insbesondere transsexuellen Männern, deutlich erhöht (57,7%).

Traumata wie Missbrauch oder Vernachlässigung sind wichtige, aber nicht alleinige Risikofaktoren

Eine Vielzahl von empirischen Untersuchungen und klinischen Berichten untermauern die Bedeutung von traumatischen Erfahrungen im Zusammenhang mit NSSV. Sexuelle Gewalterfahrungen sind sowohl in klinischen als auch in nichtklinischen Stichproben mit NSSV vermehrt zu finden. Der Beginn des NSSV fällt häufig mit dem Beginn der sexuellen Gewalterfahrungen zusammen. NSSV tritt insbesondere bei Patienten auf, die körperliche und sexuelle Gewalterfahrungen in der Kindheit erfahren. Trennungserfahrungen und emotionale Vernachlässigung in der Kindheit sowie anhaltende sexuelle Gewalt sagen NSSV vier Jahre später voraus. Insbesondere ein früher Beginn, körperliche Verletzungen und subjektive Lebensbedrohung führen zu späterem NSSV. Auch der Zusammenhang zu körperlichen Gewalterfahrungen konnte in einigen Untersuchungen gezeigt werden. In einer metaanalytischen Auswertung von 43 Studien fanden Klonsky und Moyer (2008) einen moderaten Zusammenhang zwischen sexueller Gewalt und NSSV. Die Autoren schließen aus der Datenlage, dass sexuelle Gewalt und späteres NSSV nicht ursächlich zusammenhängen, sondern eine Korrelation mit den gleichen psychiatrischen Risikofaktoren besteht. Als mögliche Moderatorvariablen führen sie Dissoziation, Hoffnungslosigkeit, Depression, BPS, Alexithymie und Selbstablehnung an. Weitere diskutierte Moderatorvariablen waren ausgeprägte Expressed Emotions sowie eine reduzierte Qualität der Eltern-Kind-Interaktion. In einer neueren Studie an 123 stationären Patienten zwischen 13 und 26 Jahren waren Missbrauchserfahrungen nicht mit der Frequenz oder Intensität von NSSV assoziiert, jedoch fand sich ein Zusammenhang zwischen sexuellem Missbrauch und bestimmten affektregulierenden und anti-dissoziativen Funktionen des NSSV (Kaess et al., 2013).

Bei Jugendlichen spielen interpersonelle Konflikte eine wichtige Rolle

Zu proximalen Auslösern wurden mehrere Studien durchgeführt: 71 % der befragten Jugendlichen gaben an, dass stresshafte Auslöser eine Rolle spielen, wobei am häufigsten Verlassenwerden angegeben wurde, gefolgt von eigenen Fehlern und Zurückweisung. Weitere Studien wurden im Alltag von Betroffenen mittels Ambulantem Assessment durchgeführt, d. h. in bestimmten Zeitintervallen wurden NSSV und mögliche Auslösefaktoren mittels Smartphones erfasst. Hierbei zeigte sich bei einer Gruppe von 34 Patienten, dass negative Emotionen NSSV im darauffolgenden Zeitintervall vorhersagten und dass umgekehrt NSSV mit einer gleichzeitigen und darauffolgenden Zunahme von negativen Emotion assoziiert war (Houben et al., 2017). NSSV führte jedoch zu einer Affektstabilisation, d. h. die Schwankungsbreite der emotionalen Valenz war umso niedriger, je häufiger NSSV durchgeführt wurde. Unabhängig davon wiesen Jugendliche mit NSSV in einer Smartphone-Studie weniger positiven Affekt, weniger Bindung an die Mutter, sowie höhere affektive und interpersonelle Instabilität auf (Santangelo et al., 2016). Nock (2009) konnte zeigen, dass nur die Hälfte der NSSV-Ereignisse allein durchgeführt wurde und dass ca. 30 % durch soziale Ereignisse wie Konflikte ausgelöst wurde. In einer Smartphone-Studie an 56 BPS-Patienten konnten als wichtigste Auslöser von NSSV sowohl zunehmende Dissoziation als auch wahrgenommene Zurückweisung bzw. Isolation eruiert werden (Snir, Rafaeli, Gadassi, Berenson & Downey, 2015). Interpersonelle Konflikte waren bei Erwachsenen (Alter 18 bis 35 Jahre) häufige Auslöser für NSSV, diese Konflikte wurden jedoch nach NSSV nicht weniger (Turner, Cobb, Gratz & Chapman, 2016).

2.3.2 Integratives Modell

Nach unserem integrativen Modell (vgl. Abb. 2) kommt es aufgrund der distalen Risikofaktoren (genetische Vulnerabilität, Trauma, schwierige familiäre Konstellationen) zur Erhöhung der allgemeinen Vulnerabilität. Bei den Vulnerabilitätsfaktoren lassen sich intrapersonelle von interpersonellen Vulnerabilitätsfaktoren unterscheiden. Zu ersteren gehören insbesondere eine starke (meist aversive) emotionale Aktivierung sowie damit in Zusammenhang stehende Kognitionen, eine geringe Stresstoleranz sowie eine reduzierte Schmerzwahrnehmung.

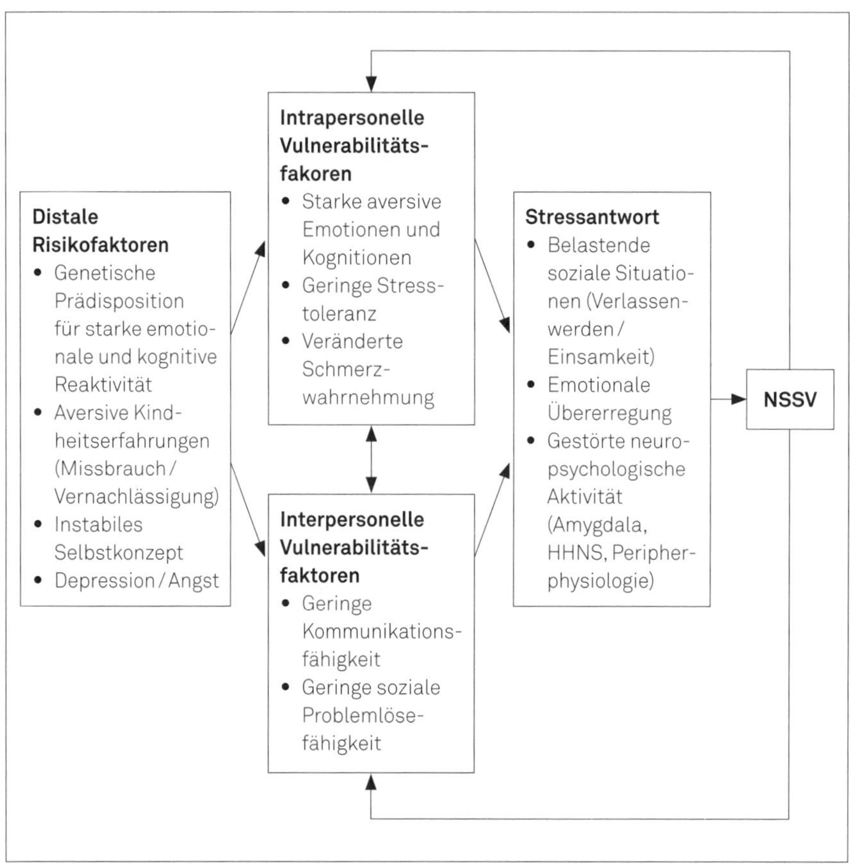

Abbildung 2: Integratives Modell der Entwicklung und Aufrechterhaltung von NSSV (in Anlehnung an Nock, 2009; Brunner & Schmahl, 2012)

Interpersonelle Vulnerabilitätsfaktoren stellen nach dem Modell eine geringe Kommunikationsfähigkeit und geringe soziale Problemlösefähigkeiten dar. Im Rahmen der ausgelösten Stressantwort, insbesondere bei sozialem Stress, kommt es auf neurobiologischer Ebene zu einem Anstieg des Cortisol-Spiegels und der Herzfrequenz sowie der Amygdala-Aktivität. Direkt im Anschluss an das NSSV kommt es zunächst zu einer Abnahme dieser Stressparameter und einer Veränderung der Aktivität des Endogenen Opioid-Systems; dies hält jedoch nur kurz (bei repetitivem NSSV nur wenige Minuten) an, die Stressparameter kehren auf das Ausgangniveau zurück und negative Emotionen nehmen wieder zu.

Konsequenzen für die Psychotherapie

Neurobiologische Erkenntnisse lassen sich für die Psychotherapie nutzen

In den meisten Störungsmodellen (vgl. Kap. 2.1) wird die emotionsregulierende Wirkung des NSSV hervorgehoben (z. B. das Beenden bzw. Vermeiden eines aversiven emotionalen Zustandes; das Wiedergewinnen von Kontrolle über die eigenen Emotionen) (Klonsky, 2007). Auch im sozialen Kontext geht es zumeist um emotionale Aspekte, z. B. das Beenden des Gefühls von Einsamkeit durch Zuwendung; oder um die Regulation von so schmerzhaften Gefühlen wie Ungeliebtsein, Verlassensein und Unverbundenheit. Da NSSV in jedem Fall einen funktionalen Umgang mit den eigenen Emotionen wie auch mit deren Ursachen verhindert, verstehen wir NSSV als eine Kombination aus dysfunktionaler Emotionsregulation und Vermeidungsverhalten.

In wenigen Fällen mag NSSV bewusst ausgeführt werden, um Aufmerksamkeit oder Schonung vor unangenehmen Aufgaben zu erhalten. Auch NSSV als unmittelbare Reaktion auf spezifische Reize im Sinne einer klassischen Konditionierung oder als Sensation-Seeking-Verhalten ist gelegentlich zu beobachten. Da jedoch solche Patienten nur selten eine ambulante Psychotherapie aufsuchen, liegt der Schwerpunkt der im Kapitel 4 vorgestellten Therapie auf der Behandlung von Patienten, die NSSV zur Emotionsregulation einsetzen. An entsprechender Stelle gehen wir auf Patienten, bei denen andere Ursachen für ihr NSSV zu vermuten sind, ein (vgl. vor allem Kap. 3.4 und Kap. 4.2.2).

3 Diagnostik und Indikation

Umfangreiche Diagnostik unerlässlich

Da NSSV, wie bereits beschrieben, häufig kein pathologisches, sondern vielmehr experimentelles Verhalten darstellt, sollte zunächst abgeklärt werden, inwieweit das geschilderte selbstverletzende Verhalten von therapeutischer Relevanz ist. Nach Klonsky und Mitarbeitern (2011) weisen nachfolgende Kriterien auf eine klinische Bedeutsamkeit des NSSV hin:

- NSSV an mehr als vier Tagen innerhalb der vergangen 12 Monate (APA, 2018).
- Das Vorliegen einer Funktionalität des NSSV, wie z. B. Regulation von Emotionen und Stimmungen.
- Wenn eine chirurgische Behandlung notwendig ist, kann bereits eine einmalige Selbstverletzung klinisch bedeutsam sein.
- Eine ausführliche gedankliche Beschäftigung mit der Möglichkeit, NSSV auszuführen, oder der Versuch, dem Drang zur Selbstverletzung zu widerstehen.

- NSSV wird mit einem scharfen Gegenstand (z.B. Rasierklinge) durchgeführt.
- NSSV wird (ausschließlich) alleine durchgeführt und es wird versucht, dieses zu verheimlichen (anstatt im Beisein von Freunden oder Familie).

Liegen deutliche Hinweise für eine solche klinische Bedeutsamkeit vor, ist aufgrund der zahlreichen Ursachen für NSSV und den damit einhergehenden unterschiedlichen Behandlungsindikationen eine fundierte Diagnostik unerlässlich.

Merke

Eine genaue Diagnostik ist für eine passgenaue Indikationsstellung unerlässlich. Aufgrund mehrerer Faktoren kann die diagnostische Erhebung jedoch erschwert werden. Aus diesem Grund empfiehlt sich eine ausführliche Eigen- und Fremdanamnese, eine umfassende körperliche Untersuchung durch einen Arzt sowie eine zusätzliche psychometrische Untersuchung.

3.1 Eigen- und Fremdanamnese

Grundlegende anamnestische Informationen betreffen aktuelle Beschwerden, den Krankheitsverlauf inklusive stationärer wie auch ambulanter Vorbehandlungen, die aktuelle Medikation, wichtige körperliche Vorerkrankungen sowie die biografische Anamnese. Vordiagnosen, die Einstellung des Patienten zu diesen Diagnosen sowie möglicher weiterer Diagnosen sollten zusätzlich erfragt werden. Der Familienstand, die Wohnsituation, der Schulabschluss sowie die aktuelle berufliche Tätigkeit gehören ebenfalls zu den zu erhebenden anamnestischen Informationen.

Hohes Beschämungspotenzial erfordert viel Einfühlungsvermögen

Die spezifische *Eigenanamnese* zu NSSV sollte zur Verringerung der Schamschwelle mit ruhiger und sachlicher Stimme erhoben werden. Es kann hilfreich sein, deutlich zu machen, dass man schon viele unterschiedliche selbstverletzende Verhaltensweisen erhoben und erlebt hat. Empathisches Validieren der dahinterliegenden Not stärkt eine vertrauensvolle Beziehung und sollte daher selbstverständlich sein (z.B. „Ich nehme mal an, dass Sie ein solches Verhalten nicht zeigen, weil es Spaß macht, sondern weil es Ihnen in diesem Moment sehr schlecht geht und Sie den Eindruck haben, über keinen anderen Ausweg zu verfügen."). Gleichzeitig sollte der Therapeut aufgrund seiner Erfahrung Zuversicht hinsichtlich einer effektiven Behandlung vermitteln. Da es sich bei NSSV nicht um suizidales Verhalten im engeren Sinne handelt, sollte eine spezifische Suizidterminologie vermieden werden (vgl. hierzu auch die Karte „Fragenkatalog zur Erhebung der Anamnese bei Vorliegen von NSSV" am Ende des Buches).

Wir wollen an dieser Stelle darauf hinweisen, dass die Erhebung gelegentlich durch das Verheimlichen von NSSV erschwert werden kann. Dies betrifft sowohl das Erkennen des NSSV als Ganzes wie auch das differenzierte Erfragen der betroffenen Körperstellen wie auch der Selbstverletzungsmethoden. Gleiches gilt für Häufigkeit und Ausmaß des NSSV. Ein solches Verhalten ist aufgrund des nicht unerheblichen Beschämungspotenzials besonders bei Kindern und Jugendlichen und insbesondere bei NSSV an intimen Körperstellen möglich (Kaess et al., 2012). NSSV kann ggf. aber auch aufgrund von Dissoziation nicht oder nur fragmentarisch erinnert und damit wiedergegeben werden. Seltener ist zu beobachten, dass Betroffene im Sinne von histrionischem Verhalten zu einer übertriebenen Darstellung ihres NSSV neigen.

Bei der Anamnese kann es daher sinnvoll sein, nicht alle Einzelheiten des NSSV zu erfragen (z. B. zeitliche Dauer, Ausmaß an Blutverlust, geschädigtes Gewebe), um die Gesprächssituation nicht zu unangenehm für den Patienten zu gestalten. Im weiteren Therapieverlauf werden diese Informationen dann nachträglich eingeholt. Dies gilt insbesondere, wenn NSSV an intimen Körperstellen durchgeführt wird. Stattdessen sollte sich der Therapeut für die Offenheit und das Vertrauen des Patienten bedanken, wenn er überhaupt von NSSV an solchen Körperstellen berichtet.

NSSV an intimen Körperstellen berücksichtigen

Es kommt gelegentlich vor, dass NSSV an intimen Körperstellen nicht ad hoc, sondern erst auf Nachfrage berichtet wird. Dies kann besonders dann erwartet werden, wenn die Betroffene eine Frau und der Therapeut ein Mann ist (oder umgekehrt) und die Patientin in der Vergangenheit sexuelle Übergriffe erlebt hat. Trotzdem sollte sich der Therapeut über die Möglichkeit solcher Praktiken im Klaren sein und auch schon bei geringeren Hinweisen aus den Schilderungen der Patientin vorsichtig nachfragen.

Beispieldialog: Erhebung von NSSV an intimen Körperstellen

Th.: Erlauben Sie mir eine Nachfrage [Commitment einholen]?
Pat.: Kommt darauf an, was Sie wissen wollen.
Th.: Fühlen Sie sich frei, ob Sie meine Frage beantworten möchten oder nicht. Aber es würde mir keine Ruhe lassen, wenn ich Ihnen diese Frage nicht stellen würde. Das liegt auch daran, dass mir viele andere Patienten schon von solchen Selbstverletzungen berichtet haben, sie sich aber anfänglich scheuten, mir davon zu berichten. Und leider ist es darüber auch schon mal zu erheblichen medizinischen Komplikationen gekommen.
Pat.: Hmmm ...
Th.: Soll ich?
Pat.: Dann mal los.
Th.: Kommt es gelegentlich vor, dass Sie sich auch an intimeren Stellen Ihres Körpers verletzen?

Fallbeispiel

Eine Patientin berichtete ihrem Therapeuten ca. ein halbes Jahr nach Beginn der Therapie, dass sie eine Rasierklinge in ihrer Vagina hat. Die nicht unerheblichen Komplikationen, die sich aufgrund der langen Zeitdauer ergaben, machten eine sehr umfangreiche Operation notwendig, die zur Folge hatte, dass die damals 25-jährige Patientin keine eigenen Kinder mehr gebären konnte. Es ist vorstellbar, dass eine solche Komplikation möglicherweise hätte verhindert werden können, wenn der Therapeut die Patientin direkt danach gefragt hätte.

Auch bei Männern sind selbstverletzende Verhaltensweisen im Intimbereich gelegentlich beschrieben worden (z. B. Veeder & Leo, 2017). Auch hier empfiehlt sich daher ein näheres Nachfragen.

Wird die Befragung als sehr beschämend erlebt und es entsteht der Eindruck, dass der Patient nur unter großer Qual Informationen Preis gibt, kann es hilfreich sein, dem Patienten eine Liste möglicher NSSV-Methoden vorzulegen (vgl. „Liste möglicher nichtsuizidaler Selbstverletzungen (NSSV)" im Anhang, S. 98). Dort kann dann der Patient angeben, welches NSSV er in welchem Ausmaß durchführt. Es kann auch angeboten werden, dass der Therapeut während des Ausfüllens der Liste den Raum verlässt. In den meisten in Tabelle 1 (vgl. Kap. 3.3) aufgeführten Fragebögen findet sich auch eine Auswahl an NSSV. Eine ausführliche Verhaltensanalyse empfiehlt sich zu diesem frühen Zeitpunkt noch nicht, sondern sollte Bestandteil der Therapieplanung sowie der eigentlichen Therapiedurchführung sein.

Fremdanamnese bietet hilfreiche Zusatzinformationen

Hilfreich zur Vervollständigung können *fremdanamnestische Informationen* sein; dies kann der Bericht von stationären oder ambulanten Einrichtungen bzw. Behandlern sein, aber auch Berichte von Angehörigen (Partner, Eltern, Freunde). Fremdanamnestische Informationen sollten aber immer nur in Absprache mit dem Patienten eingeholt werden und auch am besten in dessen Beisein erhoben (z. B. am Telefon) bzw. gelesen werden (z. B. Entlassbericht). Wir empfehlen, die Berichte erst im Anschluss an den Eigenbericht des Patienten zu lesen.

3.2 Körperliche Untersuchung

Aufgrund der Gefahr dauerhafter körperlicher Schädigungen sollte bei Kindern und Jugendlichen eine zusätzliche körperliche Untersuchung durch einen Arzt obligatorisch sein. Aber auch bei Erwachsenen kann eine solche Untersuchung sinnvoll sein, vor allem wenn Ausmaß und körperliche Folgen des

NSSV nur schwer abschätzbar sind. Ein ärztlicher Psychotherapeut kann formal die körperliche Untersuchung selbst durchführen. Allerdings empfehlen wir, die körperliche Untersuchung stets von einem anderen ärztlichen Kollegen (z. B. Hausarzt) durchführen zu lassen; für die Patient-Therapeuten-Beziehung sowie das jeweilige Rollenverständnis macht es einen Unterschied, ob eine Patientin sich vor ihrem männlichen Therapeuten ausziehen muss und dieser sie körperlich eingehend untersucht oder ob dieser die Patientin nur angezogen kennt. Dies gilt insbesondere für die Untersuchung von Selbstverletzungen an intimen Stellen. Sollte die körperliche Untersuchung und die Psychotherapie trotzdem von einer Person durchgeführt werden, muss dies im Vorfeld mit dem Patienten besprochen werden.

3.3 Psychometrische Instrumente

Da NSSV für sich genommen bislang offiziell keine eigene Störungskategorie darstellt, sondern meistens im Rahmen unterschiedlicher psychischer Störungen beschrieben wird (vgl. Kap. 1.3), sollte vor dem Einsatz spezifischer psychometrischer Instrumente zur Erfassung des NSSV eine ausführliche Diagnostik mit standardisierten Verfahren durchgeführt werden. Darüber kann die Funktionalität des NSSV bereits deutlich eingegrenzt werden. Zur Abklärung von zeitlich begrenzten, fluktuierenden Störungen und für Persönlichkeitsstörungen empfiehlt sich der SCID-5-PD (Beesdo-Baum, Zaudig & Wittchen, 2019). Dissoziative Störungen können mit dem SKID-D (Gast et al., 2000) erfasst werden.

Psychometrische Instrumente zur Diagnostik und Screening hilfreich

In Tabelle 1 sind die wichtigsten Instrumente, die auf Deutsch verfügbar sind, überblicksartig zusammengestellt. Alle Instrumente können für Kinder, Jugendliche und Erwachsene eingesetzt werden. Bis auf den HIDS und das DSHI erfassen alle Instrumente sowohl NSSV als auch suizidales Verhalten.

Tabelle 1: Übersicht der wichtigsten Instrumente zur Erfassung des NSSV

Instrument	SB/FB*	Inhalt	Itemanzahl/ Durchführungsdauer	Autoren
Deliberate Self-Harm Inventory (DSHI)	SB	Art des NSSV	17 Items; 10 Minuten	Gratz (2001); dt.: Fliege et al. (2006)
Functional Assessment of Self-Mutilation (FASM)	SB	Art, Häufigkeit, Funktion des NSSV	42 Items, 15 Minuten	Lloyd et al. (1997); dt.: Kaess et al. (2013)
Modifiziertes Ottawa/Ulm Selbstverletzungsinventar (MOUSI)	SB	Art, Häufigkeit, Dauer, Funktion, Motivation des NSSV	21 Items, 20 Minuten	Nixon et al., (2002); dt.: Plener et al. (2013)
Self-Harm Behavior Questionnaire (SHBQ)	SB	nur eine von 4 Skalen erfasst NSSV; Art, Häufigkeit, Dauer des NSSV; Unterscheidung NSSV vs. Suizidalität	65 Items, 10 Minuten	Gutierrez et al. (2001); dt.: Fliege et al., (2006)
How I deal with stress (HIDS); Wie ich mit Stress umgehe (WIMSU)	SB	Erfasst allgemeine Stressbewältigungsmechanismen; nur eine Frage erhebt NSSV	24 Items, 5 Minuten	Toste et al. (2011); dt.: Bonenberger et al. (2013)
Fragebogen zu selbstverletzendem Verhalten (FSVV)	SB	Art, Häufigkeit, Auslöser, Funktion	96 Items, 15 Minuten	Reicherzer & Brandl (2011)
Self-Harm-Inventory (SHI), Selbstverletzungsinventar	SB	Art, Häufigkeit	22 Items, 5 Minuten	Sansone et al. (1998); dt.: Fegert et al. (2005)
Parasuicide History Inventory (PHI)	FB	Art, Häufigkeit, Auslöser, Funktion, Motivation, Kontext	Je nach Ausmaß des NSSV bis zu 45 Minuten	Wagner & Linehan (1994); unpublizierte dt. Version liegt vor
Suicide Attempt Self-Injury Interview (SASII)	FB	Art, Häufigkeit, Auslöser, Funktion, Motivation, Kontext	Je nach Ausmaß des NSSV bis zu 45 Minuten	Linehan et al. (2006); unpublizierte dt. Version liegt vor
Self-Injurious Thoughts and Behaviors Interview (SITBI bzw. SITBI-G)	FB	Anwesenheit, Häufigkeit, Inhalte, Funktion, Auslöser	Je nach Ausmaß des NSSV bis zu 30 Minuten	Nock et al. (2007); Plener et al. (2012)

Anmerkungen: * SB = Selbstbeurteilungsinstrument; FB = Fremdbeurteilungsinstrument

Aufgrund ihrer Kürze empfehlen sich der HIDS (WIMSU) und das DSHI vor allem als Screeninginstrumente (eine Vorlage des DSHI findet sich im Anhang auf S. 99). Das MOUSI ist das umfangreichste und damit ausführlichste Selbstbeurteilungsinstrument. Da für die Therapieplanung und -durchführung die Funktion des NSSV von Bedeutung ist, empfiehlt sich hierfür das FASM, das MOUSI und der FSVV. Der FSVV bereitet das NSSV bereits entsprechend einer Verhaltensanalyse (SORKC-Schema) auf (eine Vorlage des FSVV findet sich im Anhang auf S. 102). Das SHI ist ein Fragebogen mit dem Ziel, vor allem Patienten mit einer Borderline-Störung zu identifizieren. Der SHBQ erlaubt eine gute Differenzierung zwischen NSSV und suizidalem Verhalten. Das PHI bzw. das SASII als dessen Weiterentwicklung sind umfangreiche Interviews zur Erhebung von NSSV und suizidalem Verhalten. Das SITBI (SITBI-G), ebenfalls ein Fremdbeurteilungsinstrument, dient schließlich der Erfassung von Selbstverletzungsbezogenen Gedanken und Verhaltensweisen. Wenngleich Fremdbeurteilungsinstrumente genauere und ausführlichere Informationen ermöglichen, empfiehlt sich der Einsatz eines Selbstbeurteilungsinstrumentes verstärkt beim Vorliegen einer hohen Schamproblematik. Alle genannten Instrumente verfügen über gute bis befriedigende psychometrische Qualitäten.

3.4 Verhaltensanalyse

Über eine Verhaltensanalyse die Funktionalität von NSSV eingrenzen

Häufig ermöglicht erst eine detaillierte Verhaltensanalyse ein tiefergehendes Verständnis über die auslösenden wie auch aufrechterhaltenden Bedingungen und somit die Funktionen des NSSV sowie eine eindeutige diagnostische Zuordnung. Wir empfehlen daher bereits zu einem möglichst frühen Zeitpunkt die Durchführung einer Verhaltensanalyse. Abbildung 3 zeigt den Aufbau einer solchen Verhaltensanalyse.

Das über die Verhaltensanalyse erworbene bessere Verständnis über das NSSV bietet zu einem späteren Zeitpunkt die Grundlage für die Erarbeitung von angemessenen Lösungen. In Kapitel 4.2.2 (vgl. Abb. 5) findet sich eine exemplarische Verhaltensanalyse und die daraus entwickelten Lösungsstrategien.

Auslöser	Selbstregulation	Reaktion	Konsequenzen
S_α	O_α	R_α	K_α kurzfr. langfr.
S_β Kogn.	O_β Kogn.	R_β Kogn.	K_β Kogn. kurzfr. langfr.
Emot.	Emot.	Emot.	Emot. kurzfr. langfr.
S_γ	O_γ	R_γ	K_γ kurzfr. langfr.

Anmerkungen: Kanfer et al. (1990) wählt zur Beschreibung α -, β- und γ-Variablen.

R = Reaktion

R_α = beobachtbare Reaktionen.
R_β = interne Reaktionen (Kognition und Emotion).

Die Kognition wird als „Point of no return" bezeichnet, da diese den Weg zum dysfunktionalen Verhalten eröffnet.

R_γ = Variable bezieht sich auf körperliche Reaktionen.

Diese Variablen treten nicht alle zeitgleich auf. Zumeist tritt als erstes der „Point of no return" auf, welchem die dazugehörige Emotion und körperliche Reaktion nachfolgen, um schließlich in das äußerlich sichtbare Problemverhalten zu münden.

S = Auslöser/Stimulus/Situation

S_α = äußere sichtbare Stimuli.
S_β = interne Stimuli (Kognition und Emotion).
S_γ = körperliche Stimuli.

Auch hier treten die Variablen nicht zeitgleich auf. Beispielsweise kann eine Kognition (z. B. Rückerinnerung an ein Ereignis) genauso Auslöser sein, wie ein äußeres Ereignis (z. B. Streit mit der Mutter). Allerdings treten die Variablen zeitlich sehr dicht hintereinander auf. Die emotionale Reaktion innerhalb der Variable „Auslöser" meint die primäre Emotion, welche von der sekundären Emotion zu unterscheiden ist; diese entsteht durch die Moderatorfunktion der Variable „Selbstregulation" (z. B. das primäre Gefühl von Wut wird durch die Grundannahme „Ich bin ein Versager" zu dem sekundären Gefühl Scham und Selbsthass).

O = Selbstregulation/Organismus

O_α = äußere, bereits vor dem Ereignis bestehende Bedingungen.
O_β = interne, bereits vor dem Ereignis bestehende Bedingungen (Grundannahmen und Erwartungen sowie Grundemotion).
O_γ = körperliche, bereits vor dem Ereignis bestehende Bedingungen.

Die Variable „Selbstregulation" oder „Organismus" beschreibt langfristige, überdauernde psychische und somatische Eigenschaften einer Person, welche durch den Auslöser aktiviert werden.

K = Konsequenzen

K_α = äußere Konsequenzen.
K_β = interne Konsequenzen (Kognition und Emotion).
K_γ = körperliche Konsequenzen.

Die Konsequenzen werden unterschieden in kurzfristige und langfristige. Die kurzfristigen Konsequenzen treten in den Sekunden und Minuten nach der Reaktion, z. B. dem NSSV, ein; zumeist erfolgt durch diese eine Verstärkung (positive/negative Verstärker) des unter der Variable „Reaktion" aufgeführten Verhaltens.

Abbildung 3: Struktur Verhaltensanalyse

4 Behandlung und therapeutische Möglichkeiten

Psychotherapie als Methode der Wahl

Aufgrund der Vielzahl der zur Verfügung stehenden und evaluierten psychotherapeutischen Methoden gilt Psychotherapie bei Vorliegen von NSSV als das Vorgehen der Wahl. Trotzdem nimmt nur ein geringer Teil der Betroffenen Psychotherapie in Anspruch. Der Zugang zu einer Psychotherapie kann sehr unterschiedlich sein. In die ambulante Praxis kommen die Betroffenen zumeist nach länger bestehender Krankheitsgeschichte, häufig im Anschluss an eine Akutbehandlung aufgrund von NSSV oder eines davon nicht klar abgrenzbaren Suizidversuchs. Noch häufiger aber suchen Betroffene Psychotherapie aufgrund der dem NSSV zugrunde liegenden Störung auf, allen voran wegen einer BPS.

Das von uns beschriebene therapeutische Vorgehen bezieht sich im Wesentlichen auf die Behandlung von Erwachsenen mit NSSV, mit einem Fokus auf Betroffene, die dieses Verhalten überwiegend absichtsvoll und offen, d.h. nicht heimlich durchführen. Dies schließt vor allem Patienten mit einer Persönlichkeitsstörung, einer PTBS, Dissoziativen Störung oder Depression ein. Wir gehen in der Darstellung des therapeutischen Vorgehens nicht auf NSSV bei Patienten mit Erkrankungen aus dem psychotischen Formenkreis, bei Patienten mit artifiziellen Störungen (heimliches NSSV) und auch nicht bei Menschen mit einer geistigen Behinderung, Minderbegabung oder Autismus ein. In Sachsse und Herbold (2016) findet sich ein umfassender Überblick über weiterführende Literatur. Für den therapeutischen Umgang mit Kindern und Jugendlichen mit NSSV sei auf die einschlägige Literatur verwiesen (z.B. Kaess et al., 2012; Plener et al., 2015).

Therapeutisches Vorgehen angelehnt an die DBT

Wir beschreiben nachfolgend einen eklektizistischen, schwerpunktmäßig an der Dialektisch-Behavioralen Therapie (DBT) angelehnten Therapieansatz. Dies liegt zum einen daran, dass für die DBT die meisten Wirksamkeitsnachweise zur Behandlung von Personen mit NSSV vorliegen (vgl. Kap. 5). Zum anderen liegt der DBT ein Ätiologiemodell zugrunde, welches die meisten Überschneidungen mit den in Kapitel 2 beschriebenen Erklärungsmodellen zu NSSV aufweist. Schließlich haben beide Autoren in ihrer über 20 Jahre währenden DBT-Praxis umfangreiche Erfahrungen in der Anwendung von DBT bei der Behandlung von NSSV gesammelt. Neben der DBT finden zusätzlich therapeutische Methoden und Techniken u.a. der Emotionsfokussierten Therapie und des Achtsamen Selbstmitgefühls (MSC) Eingang in das von uns vorgestellte therapeutische Vorgehen.

In den nachfolgenden Kapiteln werden die Kernmerkmale der Therapie ausführlich und – unterlegt mit Beispieldialogen – praxisnah beschrieben. Aufbauend auf das ätiologische Verständnis über das Zustandekommen der Problematik zählt hierzu eine wohlwollende und Halt gebende Grundhaltung. Ausführlich wird die sehr klare Therapiestruktur dargestellt, die sowohl dem Patienten wie auch Therapeuten jederzeit eine klare Orientierung über das zur Anwendung kommende Vorgehen ermöglicht. Die vorgestellten Behandlungsbausteine sind Grundlage für eine effektive Umsetzung der erarbeiteten Therapieziele. In jeweils einem weiteren Kapitel werden die therapeutischen Strategien sowie die therapeutische Beziehungsgestaltung näher dargestellt. Die Beschreibung möglicher Probleme bei der Durchführung der Therapie sowie den Umgang mit denselben stellen den Abschluss dieses Buchabschnittes dar.

Im Anschluss an die Vorstellung des psychotherapeutischen Vorgehens wird auf pharmakologische Behandlungsmöglichkeiten und auf die wissenschaftliche Evidenz eingegangen.

Signifikant erhöhte emotionale Auslenkbarkeit

Das den Betroffenen zu vermittelnde ätiologische Modell geht davon aus, dass die Betroffenen an einer signifikant erhöhten emotionalen Auslenkbarkeit leiden, die u. a. dazu führen kann, dass Betroffene häufig emotionale Erregungszustände erleben, wie andere sie nur in indirekt oder direkt lebensbedrohlichen Situationen erfahren. Solche Zustände sind auf der neurobiologischen Ebene durch eine starke Aktivierung der Amygdala und eine zu geringe Aktivierung des präfrontalen Kortex gekennzeichnet – die Folge sind eine Einschränkung der normalen kortikalen Fähigkeiten, einhergehend mit Gedankenchaos, Verwirrtheit und Erinnerungsschwierigkeiten. Entsprechend sind in sehr hohen Erregtheitszuständen die Betroffenen häufig nicht mehr in der Lage, komplexe Situationen differenziert wahrzunehmen, fokussieren stattdessen auf bedrohungsrelevante Stimuli. Studien legen nahe, dass es durch das Zufügen von Schmerzen zu einer Wiederherstellung der unter normalen Bedingungen umfangreich genutzten Verbindung zwischen emotionsverarbeitenden (Amygdala, Insula) und emotionssteuernden Regionen (präfrontaler Kortex) kommt.

Aufgrund ungünstiger sozialer Einflüsse lernen die Betroffenen im Kindesalter allerdings nicht, wie sie mit starken Erregungszuständen und den ursächlichen Situationen umgehen können. Dem Kind wird stattdessen vermittelt, dass es das, was es angibt zu fühlen, gar nicht fühle, oder dass es dieses Gefühl nur deshalb habe, weil es überempfindlich, undiszipliniert oder nicht positiv eingestellt sei. Folge dieses invalidierenden Umfeldes ist eine unzureichende Vermittlung von notwendigen Fertigkeiten zur Regulation der erhöhten emotionalen Verletzlichkeit. Die Folge ist eine ausgesprochene Hilf- und Machtlosigkeit gegenüber den eigenen Emotionen, und zwar sowohl unangenehmen Emotionen wie Scham, Schuld, Ärger, Angst wie auch angenehmen Emotionen wie Liebe, Freude oder Stolz. Aus diesem Grund versuchen die Betroffenen ihre Emotionen weitestgehend zu vermeiden. Da dies jedoch langfristig nicht möglich ist, greifen die Betroffenen auf schnell wirksame, langfristig zumeist allerdings sehr schädliche Verhaltensweisen zurück. Wahrscheinlich führt NSSV zu einer Wiederherstellung der normalen Hirnfunktion; der Betroffene gewinnt darüber wieder Kontrolle über sich, der Zustand der Hilf- und Machtlosigkeit löst sich für diesen Moment auf. Lerntheoretisch kommt es hierüber zu einer negativen Verstärkung des NSSV und damit zu einer Erhöhung der Auftretenswahrscheinlichkeit des Verhaltens.

NSSV dient vorrangig der Emotionsregulation

NSSV dient demzufolge vorrangig der Regulation von Emotionen. Die Verbesserung von Fertigkeiten zur Emotionsregulation führt folgerichtig zu einer Reduktion von NSSV (Slee, Garnefski, van der Leeden, Arensman & Spinhoven, 2008). Im Zentrum des von uns vorgestellten therapeutischen Vorgehens steht daher die Vermittlung von alternativen funktionalen Strategien zur Emotionsregulation.

Merke

Unter sehr starken emotionalen Erregungszuständen ist es dem Betroffenen nicht mehr möglich, rational zu denken. Selbstverletzendes Verhalten ermöglicht es dem Betroffenen, die verloren gegangene kortikale Kontrolle wieder zurückzugewinnen.

4.1 Die therapeutischen Grundhaltungen

Die hohe Emotionalität sowie das stellenweise sehr belastende dysfunktionale Verhalten der Patienten[2] stellen den Therapeuten und die therapeutische Beziehung vor besondere Herausforderungen. Beispielsweise wird den Patienten nicht selten vorgeworfen, selbstverletzendes Verhalten einzusetzen, um den Therapeuten, aber auch andere soziale Kontakte zu manipulieren. Es wird ihnen vorgeworfen, sich nicht ausreichend anzustrengen, Veränderungen nur in der Umgebung zu erwarten. Die Folge sind Misstrauen und zunehmender Ärger sowie Frustration seitens des Therapeuten. Wie man sich unschwer vorstellen kann, kann eine solche Einstellung des Therapeuten ein zufriedenstellendes Behandlungsergebnis ernsthaft gefährden. Aus diesem Grund finden sich nachfolgend therapeutische Grundhaltungen formuliert, die dem funktionalen Aufbau und dem Schutz der therapeutischen Beziehung dienen.

---

2 Zugunsten einer besseren Lesbarkeit verwenden wir im Text in der Regel das generische Maskulinum. Diese Formulierungen umfassen gleichermaßen alle Geschlechter (m/w/d). Die verkürzte Sprachform beinhaltet keine Wertung. Wenn möglich, wurde eine geschlechtsneutrale Formulierung gewählt.

Therapeutische Grundhaltungen

1. Patienten mit NSSV geben sich wirklich Mühe. Das heißt, sie versuchen, das Beste aus ihrer gegenwärtigen Situation zu machen.
2. Patienten mit NSSV wollen sich verändern.
3. Patienten mit NSSV müssen sich stärker anstrengen und härter arbeiten, um sich zu verändern.
4. Patienten mit NSSV haben ihre Schwierigkeiten nicht selbst verursacht, müssen sie aber selbst lösen.
5. Das Leben von Patienten mit NSSV, die akut suizidal sind, ist so, wie es gegenwärtig ist, unerträglich.
6. Patienten mit NSSV müssen neues Verhalten in allen relevanten Lebensbereichen erlernen.
7. Patienten können in der Therapie nicht versagen.

Grundhaltungen sind wohlwollend, Halt gebend

Grundhaltung 1. Patienten mit NSSV befinden sich häufig in emotionalen Zuständen, wie sie andere Menschen nur in lebensbedrohlichen Situationen erleben. Würden sich die Patienten keine Mühe geben, wären sie nicht mehr am Leben. NSSV wird als die Bemühung des Patienten verstanden, seinen aversiven Zustand unmittelbar zu beenden bzw. zu verändern.

Grundhaltung 2. Aufgrund der Unerträglichkeit dieser Lebenssituation ist der Patient notgedrungen bereit, sich zu verändern. Das bedeutet nicht, dass der Patient all das, was der Therapeut möchte, umsetzt.

Grundhaltung 3. Die über die Psychotherapie angestrebten Veränderungen bedeuten, ein fragiles, mitunter mühsam erworbenes Gleichgewicht zu erschüttern oder gar aufzulösen. Demzufolge gehen wir davon aus, dass das Aufgeben von NSSV kurzfristig weitaus anstrengender ist, als den aktuellen Zustand aufrechtzuerhalten.

Grundhaltung 4. Die vierte Grundhaltung validiert die Wut, die Ohnmacht und die empfundene Ungerechtigkeit, die der Patient angesichts der zumeist nicht selbst verursachten misslichen Lage empfindet; gleichzeitig macht sie aber auch die Eigenverantwortung des Patienten für die Umsetzung der angestrebten Veränderungen deutlich. Dem Therapeuten verbleibt die Aufgabe, dem Patienten hierbei hilfreich zur Seite zu stehen, aber er hat nicht die Möglichkeit, den Patienten zu retten.

Grundhaltung 5. Eine mögliche Suizidalität des Patienten wird als Folge der aktuell empfundenen Not und Verzweiflung verstanden – und nicht, wie häufig unterstellt, als ein Manipulationsversuch.

Grundhaltung 6. Der Patient benötigt Unterstützung und Motivation, den einmal eingeschlagenen Weg auch bei aufkommenden Schwierigkeiten weiter zu verfolgen, die Veränderungen auf alle Lebensbereiche auszudehnen.

Grundhaltung 7. Sollte eine erfolgreiche Umsetzung der Therapie nicht gelingen, wird die Schuld hierfür niemals beim Patienten gesucht. Stattdessen wird angenommen, dass die Therapie in diesem Fall nicht über die notwendigen Techniken verfügt hat, den Patienten zu neuem Verhalten zu verhelfen.

4.2 Die Therapiestruktur

NSSV gilt als Vermeidungsverhalten, welches es zu reduzieren gilt

Wir definieren selbstverletzendes Verhalten wie auch andere dysfunktionale Verhaltensweisen als Versuch der Emotionsregulation mit v. a. langfristig ungünstigen Auswirkungen. Emotionen informieren die eigene Person (und bei adäquatem Ausdruck auch die Umgebung) über sich selbst und stellen damit die Grundlage der eigenen Identität. Werden Emotionen abgelehnt oder „weggeschnitten", verschwinden diese nicht, sondern werden im Gegenteil stärker; allerdings zeigen sie sich nicht mehr so offen oder treten an anderer, zumeist unangemessener Stelle zutage.

Beispiele

- Der nicht zugelassene Ärger auf den Partner wandelt sich in Hass auf sich selbst.
- Die nicht zugelassene Angst wird zur Panik.

Mit seinen Emotionen lehnt der Patient auch immer gleichzeitig sich selbst ab. Die Folge ist, dass der Patient einen wesentlichen Teil seiner Lebensenergie für die Ablehnung seiner Emotionen und damit von sich selbst benötigt. Quälendes Leid ist die Folge, welches zumeist der Anlass für das Aufsuchen einer Therapie ist.

Um die Voraussetzung für einen funktionalen Zugang zu den Emotionen des Patienten zu schaffen, werden zu Beginn der Therapie NSSV und andere dysfunktionale Verhaltensweisen zur Emotionsregulation reduziert; gleichzeitig wird der Aufbau bzw. die Verbesserung von funktionalen Strategien vorangetrieben. NSSV wird entsprechend als Vermeidungsverhalten verstanden, welches es in einem ersten Schritt zu blockieren gilt, damit neue Verhaltensweisen erwachsen können.

Behandlungsrational

NSSV wird als dysfunktionales Verhalten zur Emotionsregulation verstanden; als unkontrollierbar und/oder unerträglich erlebte Emotionen werden „weggeschnitten". NSSV gilt demnach als Vermeidungsverhalten. Emotionen bilden jedoch die Grundlage für wirksames Verhalten sowie die eigene Identität. Solange der Patient seine Emotionen „wegschneidet", ist eine erfolgreiche Therapie daher nicht möglich. Aus diesem Grund werden zu Beginn der Therapie NSSV und andere dysfunktionale Verhaltensweisen zur Regulation der Emotionen reduziert, mit dem Ziel der Reaktionsverhinderung; gleichzeitig werden funktionale Emotionsregulationstechniken vermittelt und geübt.

Psychotherapie bedeutet eine permanente Exposition mit den eigenen Emotionen und damit mit sich selbst

Im weiteren Verlauf der Therapie wird der Akzeptanz der eigenen Emotionen und somit der eigenen Person zunehmend mehr Raum gegeben. Eine so aufgebaute Psychotherapie bedeutet aufgrund ihrer Emotionsfokussierung für den Patienten eine beständige Konfrontation mit den eigenen Emotionen und damit mit sich selbst. Allerdings wird das Ausmaß an Konfrontation mit den eigenen Emotionen stets auf die Möglichkeiten des Patienten abgestimmt.

Merke

In der Therapie werden beständig die Emotionen des Patienten fokussiert. Die Psychotherapie bedeutet damit eine permanente Exposition mit sich selbst. Das attraktive Endziel der hier dargestellten Therapie ist damit ein tiefes inneres Annehmen von dem, was ist.

Vorbereitungsphase plus drei weiteren daran anschließenden Therapiephasen

Die hier beschriebene ambulante Therapie besteht aus einer Vorbereitungsphase und drei aufeinander aufbauenden Therapiephasen, die nachfolgend genauer dargestellt werden. Natürlich ist sie auch im stationären Bereich entsprechend modifiziert anwendbar.

4.2.1 Die Vorbereitungsphase

Die Vorbereitungsphase erstreckt sich über drei bis maximal zehn Sitzungen. Es werden für die Therapie notwendige Informationen eingeholt wie auch vermittelt. Die Vorbereitungsphase endet im positiven Fall mit einer klaren, schriftlichen Einwilligung (Commitment) zum Therapierational und den sich daraus ergebenden Therapiezielen. Folgende Aspekte werden in der Vorbereitungsphase thematisiert:

- Erhebung der aktuellen Beschwerden,
- Anamnese,
- Diagnostik,
- Informationsvermittlung über das Störungsbild,
- Aufklärung über das Therapierational und den damit zu erwartenden Prozessen und Ergebnissen,
- Darstellung des ätiologischen Modells (vgl. Kap. 2 und Kap. 4),
- Ziel- und Motivationsanalyse,
- Therapievertrag (vgl. „Behandlungsvertrag für die ambulante Einzeltherapie zur Behandlung von NSSV“ im Anhang auf S. 107).

Anhand von ein bis zwei detaillierten Verhaltens- und Bedingungsanalysen (nachfolgend kurz Verhaltensanalyse) wird das NSSV, aber auch andere maßgebliche und damit ggf. zusammenhängende Problembereiche, wie z. B. Suizidversuche, Dissoziationen, häufige stationäre Aufenthalte und soziale wie auch berufliche Desintegration, herausgearbeitet. Ziel der Vorbereitungsphase ist die Erfassung und das Verstehen möglicher Problembereiche, nicht deren Behandlung. Aus diesem Grund werden zu diesem Zeitpunkt noch keine Lösungen erarbeitet, es sei denn, das Leben des Patienten ist akut in Gefahr.

Erarbeitung und Festlegung der Therapieziele sowie Unterzeichnen eines Therapievertrages

Aufbauend auf den erhobenen Informationen werden die Therapieziele festgelegt. Die Unterzeichnung eines Behandlungsvertrages (vgl. Anhang, S. 107) dokumentiert das beidseitige Commitment, an den definierten Zielen zu arbeiten und diese auch zu erreichen. Zusätzlich werden im Behandlungsvertrag notwendige Rahmenbedingungen für einen erfolgreichen Verlauf beschrieben. Hierzu zählt, dass der Patient in Krisen den Therapeuten anruft, dass Therapiestunden rechtzeitig abgesagt werden müssen (Regelung Ausfallhonorar) und dass während der gesamten Therapiedauer kein Suizidversuch unternommen wird. Im Falle von NSSV oder anderen schwerem dysfunktionalem Verhalten besteht eine 24-stündige Kontaktsperre. Innerhalb dieser Zeitspanne ist der Patient verpflichtet, eine Verhaltens- und Lösungsanalyse zu erstellen. Zusätzlich wird über dieses Vorgehen Folgendes deutlich gemacht: Mit dem durchgeführten dysfunktionalen Verhalten hat sich der Patient für die „alte Lösung“ des Problems entschieden – und damit gegen eine neue Lösung, für die der Therapeut hilfreich zur Seite gestanden hätte. Zudem wird sichergestellt, dass das dysfunktionale Verhalten des Patienten nicht durch Zuwendung seitens des Therapeuten verstärkt wird. Videoaufnahmen dienen der Qualitätssicherung; wann immer der Therapeut nicht weiterweiß, ist es daher sinnvoll, die Therapiesitzungen auf Video aufzuzeichnen, um sich im Rahmen einer Supervision Hilfe zu holen. Das Video stellt sicher, dass zusätzlich zur Wahrnehmung des Therapeuten auch die Sicht des Patienten vertreten ist. In letzter Konsequenz entscheidet allerdings der Patient, ob das aufgenommene Video gezeigt werden darf. Für die Einholung der Einwilligung und Selbstverpflichtung (Commitment) ist es ratsam, sich Zeit zu lassen; keinesfalls gilt ein „Lippenbekenntnis“ als ausreichend. Stattdessen sollten mögliche Schwierigkeiten und Herausforderungen, die im Laufe der Therapie zu erwarten sind, deutlich gemacht werden, sodass der Patient – aber auch Therapeut – die Möglichkeit hat, eine profunde Entscheidung zu treffen. Erst wenn sowohl vom Patienten als auch vom Therapeuten eine klare Einwilligung zur Zusammenarbeit getroffen wurde, beginnt Therapiephase 1.

Vor allem, wenn Suizidalität oder gar Suizidversuche im Leben des Patienten eine Rolle spielen bzw. in den vergangenen drei Jahren eine Rolle gespielt haben, muss in Rahmen der Vorbereitungsphase wie auch bei der Besprechung des Behandlungsvertrages näher darauf eingegangen werden. Dies betrifft sowohl die exakte Differenzierung zwischen Suizidversuch und NSSV als auch den Ausschluss eines Suizidversuches während der Psychotherapie.

In Kapitel 3.1 werden auf die zu erhebenden Informationen eingegangen, die für eine trennscharfe Unterscheidung zwischen Suizidversuchen und NSSV hilfreich sein können. Es ist hilfreich, den SHBQ (vgl. Kap. 3.3) als psychometrisches Instrument zur besseren Differenzierung hinzuziehen. Als wesentliche Unterscheidungsmerkmale dienen

1. die Absicht des Patienten und
2. die eingesetzten Methoden.

Nicht-Suizid-Verpflichtung als Grundlage der gemeinsamen Psychotherapie

Da der Ausschluss eines Suizidversuches während der Psychotherapie eines der entscheidenden Kriterien für das Zustandekommen der Therapie darstellt, findet sich nachfolgend ein Beispieldialog für das Einholen der Nicht-Suizid-Verpflichtung.

Beispieldialog: Einholen der Nicht-Suizid-Verpflichtung

Th.: Gerne möchte ich auf den Punkt im Therapievertrag, dass Sie sich während der Therapie nicht umbringen, noch einmal zu sprechen kommen. Können Sie mir das fest zusagen?

Pat.: Was?

Th.: Dass Sie sich in der Zeit unserer Zusammenarbeit nicht umbringen, egal, was passiert.

Pat.: Aber woher soll ich denn wissen, was passiert? Das ist für mich doch völlig unvorhersehbar.

Th.: Davon bin ich überzeugt.

Pat.: Also kann ich Ihnen das nicht versprechen.

Th.: *(Therapeut lehnt sich nach hinten)* Oje, dann haben wir aber ein Problem.

Pat.: Wieso?

Th.: Weil wir dann zusammen keine Therapie machen können!

Pat.: Das soll heißen, dass ich dann wieder gehen kann?

Th.: Sollten Sie nicht zusichern können, sich während der Therapiezeit nicht umzubringen, würde das in der Tat bedeuten, dass die Therapie nicht zustande kommt.
(Pause; Therapeut lehnt sich wieder nach vorne) Was ich, wenn ich das erwähnen darf, allerdings sehr bedauern würde. Da ich, so wie ich Sie kennengelernt habe, sehr gerne mit Ihnen zusammenarbeiten würde und ich mir außerdem vorstellen kann, dass Sie von der Therapie sehr profitieren könnten.

Pat.: Aber wie soll ich Ihnen denn das zusagen? Ich will doch auch nicht lügen!

Th.: Sehen Sie, das ist genau mit ein Punkt, warum ich so gerne mit Ihnen zusammenarbeiten würde.

Pat.: Ich mach das doch nicht extra, ich kann das nicht kontrollieren.

Th.: *(Therapeut lehnt sich wieder zurück)* Das würde ich Ihnen nie unterstellen! *(Pause)* Haben Sie denn eine Idee, warum es überhaupt notwendig ist, eine solche Nicht-Suizid-Verpflichtung abzugeben?

Pat.: Weil Sie das rechtlich benötigen?

Th.: Nee, rechtlich hat das keinerlei Konsequenzen. Es würde mich auch vor nichts schützen.

Pat.: Aber warum brauchen Sie es dann?

Th.: Wollen Sie das wirklich wissen?

Pat.: Sonst würde ich ja nicht danach fragen.

Th.: *(Therapeut lehnt sich nach vorne)* Was meinen Sie, wie es mir bzgl. unserer gemeinsamen Therapie geht, wenn ich ständig damit rechnen muss, dass Sie sich umbringen könnten? Denn ich weiß ja genauso wenig wie Sie, wann eine solche Situation eintritt, in der Sie einen Suizid begehen wollen.

Pat.: Was weiß ich! Nicht gut, nehme ich an.

Th.: Überhaupt nicht gut.

Pat.: Aber das ist doch nicht mein Problem!

Th.: Na ja, irgendwie schon. Denn wenn ich Angst um Ihr Leben haben muss, dann kann ich keine gute Therapie machen. Ich traue mir Dinge, die therapeutisch gesehen eigentlich sinnvoll wären, nicht umzusetzen oder zu erwähnen. Und dann können wir uns die Therapie gleich sparen.

Pat.: Hmm ...

Th.: Verstehen Sie das? *(Therapeut lehnt sich wieder nach hinten)*

Pat.: Aber gehört das nicht dazu, dass Sie mit einem solchen Risiko umgehen können müssen?

Th.: Bei mir gehört das nicht dazu. Ich kann das nicht. Und zwar einfach deswegen, weil ich die Erfahrung gemacht habe, dass, wenn wir länger zusammenarbeiten, Sie mir wichtig werden, ich Sie schätze. Und wenn Sie mir nicht egal sind, ist es mir auch nicht egal, ob Sie sich umbringen.

Die Nicht-Suizid-Verpflichtung ermöglicht es, den therapeutischen Prozess angstfrei zu gestalten

Pat.: Oje! Was für ein Druck!

Th.: Das stimmt! *(Pause)* Aber es steht Ihnen natürlich frei, einen Therapeuten zu suchen, dem es egal ist, was Sie machen. Den gibt es bestimmt.

Pat.: O.k., wir können das ja mal versuchen.

Th.: *(Therapeut lehnt sich noch weiter nach hinten)* Versuchen? Glauben Sie wirklich, dass in einer Situation, wo Sie sich das Leben nehmen wollen, es ausreicht, zu versuchen, sich nicht umzubringen?

Pat.: Aber was anderes kann ich doch nicht machen, als es versuchen?

Th.: Doch!

Pat.: Was denn?

Th.: Sie können entscheiden, es nicht zu tun!

Pat.: Oh mein Gott! Dann bin ich doch solch grauenvollen Situationen völlig ausgeliefert!

Th.: *(Therapeut lehnt sich nach vorne)* Das fühlt sich schlimm an, oder? Aber wissen Sie, was mich gerade freut: Ich merke das erste Mal, dass Sie sich wirklich mit der Möglichkeit auseinandersetzen, diesen Notausgang tatsächlich zu verschließen.

Pat.: Bleibt mir ja nichts anderes übrig.

Th.: Doch, Sie müssen die Therapie doch nicht machen.

Pat.: Will ich aber.

Th.: Ich auch. *(Pause; Therapeut lehnt sich wieder nach hinten)*

Pat.: Beinhaltet diese Vereinbarung denn auch, dass ich mich nicht mehr selbst verletzen darf?

Th.: Es geht bei der Nicht-Suizid-Verpflichtung nur darum, dass Sie sich nicht umbringen; selbstverletzende Verhaltensweisen können noch eine Zeit lang stattfinden. Sollte es dazu kommen, schauen wir uns diese näher an und versuchen dann, Lösungen zu erarbeiten, sodass Sie diese nicht mehr ausführen müssen.

Pat.: Und wenn ich mich so verletze, dass aus Versehen mein Leben dadurch gefährdet wird?

Th.: Diese Verhaltensweisen sollten Sie auf alle Fälle unterlassen. Denn alles, was Ihr Leben direkt bedrohen könnte, auch wenn es nicht unbedingt Ihre Absicht war, wird als Suizidversuch gewertet und führt damit zum Therapieende.

Pat.: Das ist ja hart!

Th.: Das stimmt. Therapie bedeutet richtig harte Arbeit. *(Pause)* Tja. Dann sagen Sie mir mal, wie Sie sich entscheiden.

Beim Therapievertrag und der Nicht-Suizid-Verpflichtung geht es um eine tiefe innere Entscheidung. Für die Entscheidungsfindung lässt der Therapeut die dafür notwendige Zeit. Wenn der Patient dysfunktionales, wenig hilfreiches Verhalten zeigt, entfernt sich der Therapeut; dies macht er, indem er sich nach hinten lehnt. Umgekehrt geht der Therapeut auf den Patienten zu, sobald dieser funktionales Verhalten zeigt, indem er sich nach vorne lehnt.

Wie dem Beispieldialog ebenfalls zu entnehmen ist, sind im Rahmen der Nicht-Suizid-Verpflichtung sämtliche Verhaltensweisen miteingeschlossen, die eine Gefahr für das Leben des Patienten bedeuten. Demnach ist auch Verhalten berührt, welches der Patient zwar in nichtsuizidaler Absicht durchführt, die aber potenziell lebensgefährlich sind (z. B. Selbstverletzungen, die eine Hauptschlagader verletzen oder eine lebensbedrohliche Infektion mit sich bringen könnten; Hochrisikoverhalten wie z. B. U-Bahn-Surfen etc.). In letzter Instanz entscheidet der Therapeut darüber, welches Verhalten er als nichtsuizidal bzw. als suizidal einordnet. Aus diesem Grund sollte dem Patienten deutlich gemacht werden, dass es sehr empfehlenswert ist, nur solches Verhalten durchzuführen, welches den Therapeuten nicht auf die Idee bringt, dass eine Gefährdung für das Leben des Betroffenen besteht. Demzufolge überträgt der Therapeut dem Patienten die Verantwortung dafür, darauf zu achten, keines dieser Verhaltensweisen durchzuführen.

Die Einhaltung einer Nicht-Suizid-Verpflichtung ist aus einem weiteren Grund unerlässlich und sollte in dem Gespräch mit dem Patienten ebenfalls benannt werden. Der Patient besucht neben der Einzeltherapie ein Fertigkeitentraining, welches in einer Gruppe von maximal acht Betroffenen stattfindet (vgl. Kap. 4.3.2). Sollte sich ein Patient aus dieser Gruppe das Leben nehmen, kann nicht ausgeschlossen werden, dass weitere Patienten aus der Gruppe dem Beispiel des Patienten folgen. Der Ausschluss eines Suizids dient damit auch dem Schutz der anderen Teilnehmer der Fertigkeitengruppe.

Tiefe innere Verpflichtung, weniger ein Lippenbekenntnis – ein Suizidversuch führt zum sofortigen Ende der Psychotherapie

Sollte der Patient während der Therapie trotzdem einen Suizidversuch begehen, wird die Therapie beendet. Es wird in einem solchen Fall davon ausgegangen, dass die zur Anwendung gekommene Intervention die nicht passende Methode darstellt, damit der Patient seine Ziele erreicht (vgl. Kap. 4.1, Grundhaltung 7). Sollte der Patient den Therapeuten allerdings davon überzeugen, dass der Suizidversuch nichts mit dem Versagen der Therapiemethode zu tun hat und kann das Vertrauen des Therapeuten wiedergewinnen, kann die Therapie neu begonnen werden (z.B. hat die Patientin nach zehn Jahren ihren missbrauchenden Vater wiedergetroffen, ohne darauf vorbereitet gewesen zu sein und ohne über bereits ausreichende Fertigkeiten zu verfügen, mit einer solchen Situation umgehen zu können). Es sollte allerdings ausreichend Zeit zwischen dem Therapieende und -neustart sein (mindestens drei Monate), damit nicht der Eindruck entsteht, dass die ursprüngliche Therapie fortgeführt wird. Sämtliche Verträge und Vereinbarungen werden neu vereinbart. Auch darf der Patient während der Therapieaussetzung nicht mehr am Fertigkeitentraining teilnehmen. Ein solcher Neustart wird aber nur einmal gewährt; ein weiterer Suizidversuch führt demzufolge unweigerlich zum endgültigen Therapieende.

Merke

Bestandteil der Nicht-Suizid-Verpflichtung sind sämtliche Verhaltensweisen des Patienten, die den Tod absichtlich oder unabsichtlich mit sich bringen könnten. Der Therapievertrag dient allein der schriftlichen Dokumentation der getroffenen Entscheidung, sowohl von Seiten des Patienten als auch von Seiten des Therapeuten und hat keinerlei rechtliche Implikationen. In der Einwilligungsverhandlung geht es aus diesem Grund allein um die zu treffende Entscheidung, nicht um den Erhalt einer Unterschrift.

Ist aufgrund gravierender komorbider Störungen ein erfolgreicher Verlauf der Therapie nicht zu erwarten, müssen diese Störungen vorrangig einer spezifischen Therapie zugeführt werden. Hierzu zählen z.B. psychotische Erkrankungen, schwerstes Untergewicht oder Drogen- und Alkoholabhängigkeiten. Erst nach deren erfolgreicher Behandlung kann mit der hier beschriebenen Therapie begonnen werden.

Liegen gravierende komorbide Störungen vor, müssen diese vorrangig behandelt werden

4.2.2 Therapiephase 1

Mit der Unterzeichnung des Therapievertrages beginnt Therapiephase 1. Diese dauert meistens drei Monate, in seltenen Fällen auch bis zu einem Jahr. Ziel dieser Therapiephase ist die Reduktion von NSSV und, sofern vorhanden, anderer schwerwiegender dysfunktionaler Verhaltensweisen zur Emotionsregulation; parallel hierzu ist es empfehlenswert, dass der Patient am Fertigkeitentraining in einer Gruppe teilnimmt, um dort funktionale Strategien („Skills") vermittelt zu bekommen.

Die in der Einzeltherapie zu bearbeitenden und in der Vorbereitungsphase vordefinierten Problembereiche sind hierarchisch nach ihrer Gefährlichkeit unterteilt: Wann immer ein höherrangiges Problemverhalten auftritt, bestimmt dieses den Fokus der einzeltherapeutischen Sitzung (vgl. Tab. 2). Der Hauptanteil der Therapiesitzung wird in dieser Therapiephase für das Erstellen und Besprechen von Verhaltens- und den daraus resultierenden Lösungsanalysen genutzt. Dieses Prozedere wird beibehalten, bis der Patient weitgehend in der Lage ist, altes dysfunktionales Verhalten durch neues funktionales zu ersetzen. Zu Beginn der Therapie lernen die Patienten daher das eigenständige Erstellen einer Verhaltens- sowie Lösungsanalyse.

Um einen Zugang zu den Emotionen des Patienten zu ermöglichen, dient Therapiephase 1 dem raschen Abbau dysfunktionaler Verhaltensweisen

Um sich zu Beginn der Sitzung einen Überblick zu verschaffen, füllt der Patient ab Therapiephase 1 täglich ein sogenanntes Wochenprotokoll (vgl. Anhang, S. 109) aus. In diesem werden die für die Therapie relevanten Verhaltensweisen dokumentiert, sowohl funktionale als auch dysfunktionale. Welche der dysfunktionalen Verhaltensweisen mit einer Verhaltens- und Lösungsanalyse belegt werden, wird im Vorfeld gemeinsam festgelegt. Es hat sich bewährt, höchstens ein bis maximal zwei Problemverhaltensweisen gleichzeitig zu bearbeiten.

Es ist empfehlenswert, in der Spalte „Suizidale Vorstellungen" eine Eichung der Skala vorzugeben; ein Wert von 5 bedeutet, dass der Patient für seine Sicherheit nicht mehr garantieren kann und entsprechend auf eine geschlossene Akutstation aufgenommen werden müsste. Allerdings hat der Patient gleichzeitig die Möglichkeit, den Therapeuten anzurufen oder eine andere Fertigkeit anzuwenden, um eine solche stationäre Aufnahme zu verhindern. In jedem Fall muss eine Verhaltensanalyse vom Patienten erstellt werden und in der nachfolgenden einzeltherapeutischen Sitzung besprochen werden.

Zu Beginn der Therapie können bestimmte Spalten möglicherweise vom Patienten noch nicht ausgefüllt werden, z. B. die Spalte Selbstmitgefühl. Wir empfehlen, dass der Therapeut über die notwendige Informationenvermittlung den Patienten möglichst rasch in die Lage versetzt, auch diese Spalten auszufüllen.

Da im Wochenprotokoll Bereiche aus allen Therapiephasen erfasst werden, wird das Wochenprotokoll während der gesamten Therapiedauer ausgefüllt. Im Folgenden wird am Beispiel von Frau K. die Arbeit mit dem Wochenprotokoll (vgl. Abb. 4 und Beispieldialog) veranschaulicht.

Tabelle 2: Therapiephasen und dynamische Behandlungshierarchie (nach Stiglmayr & Gunia, 2017)

Vorbereitungsphase	1. Erhebung der aktuellen Beschwerden, der Anamnese und der Diagnostik 2. Informationsvermittlung über das Störungsbild 3. Aufklärung über die Therapie 4. Darstellung des ätiologischen Modells 5. Ziel- und Motivationsanalyse 6. Zustimmung zu den Behandlungszielen, Behandlungsvertrag
Erste Therapiephase: Behandlung von schweren Problemen auf der Verhaltensebene	1. Verringern von lebensbedrohlichem Verhalten/Verbesserung der Überlebensfertigkeiten 2. Verringern von Verhalten, das zu einem Therapieabbruch führt/Verbesserung von therapieaufrechterhaltendem Verhalten 3. Verringern von NSSV/Aufbau und Verbessern von Fertigkeiten zur Emotionsregulation 4. Verringern von Verhalten, das den Therapiefortschritt behindert/Verbesserung der Mitwirkung bei der Therapie 5. Verbesserung der Lebensqualität/Behandlung von sehr schwerwiegenden psychischen Störungen oder Problemen, die normale soziale Interaktionen und berufliche Tätigkeiten verhindern Zeitgleich: Aufbau und Verbesserung der Verhaltensfertigkeiten im Gruppensetting a) Innere Achtsamkeit b) Zwischenmenschliche Fertigkeiten c) Bewusster Umgang mit Gefühlen d) Stresstoleranz e) Selbstwert
Zweite Therapiephase: Akzeptieren und Verändern von schwerem Leid auf der emotionalen Ebene	• Weitere Reduktion posttraumatischer Symptome • Weitere Verbesserung der sozialen Integration und Interaktion • Weitere Unterstützung bei der Rückführung auf den Arbeitsmarkt • Weitere Behandlung der Achse-I-Störungen • Weitere Verbesserung von Fertigkeiten zur Emotionsregulation, insbesondere Behandlung emotionaler Probleme wie Einsamkeit, Angst vor Verlassen werden, Selbsthass
Dritte Therapiephase: Probleme der Lebensführung akzeptieren und lösen	• Steigerung der Selbstachtung • Steigerung des achtsamen Selbstmitgefühls • Entwickeln und Umsetzung individueller Lebensziele

Wochenprotokoll

Name: Frau K. Datum der Woche: 2. Woche Juni 2018 Medikamente: Antidepressiva, am Samstag Aspirin

Datum	Alkohol / Drogen	Disso- ziation	Not / Elend	Suizidale Vorstel- lungen	NSSV						Skills ange- wandt	Selbst- mitgefühl prakti- ziert	Primäre Emotionen wahr- genommen	Primäre Emotionen ange- nommen
	(bitte angeben)	(0–5)	(0–5)	(0–5)	Drang (0–5)	Handlung (ja / nein)	Drang (0–5)	Handlung (ja / nein)	Drang (0–5)	Handlung (ja / nein)	(0–5)	(0–5)	(0–5)	(0–5)
Mo	–	0	2	2	2	Nein					4	1	3	2
Di	–	1	2	2	3	Nein					3	0	2	1
Mi	–	0	2	2	3	Nein					3	0	2	1
Do	1 Bier	0	1	1	1	Nein					4	1	4	3
Fr	3 Gläser Wodka, 1 Joint	3	5	4	5	Ja					2	0	2	0
Sa	–	3	4	4	5	Nein					3	0	2	1
So	–	2	3	3	4	Nein					3	0	2	1

Suizidale Ideen
0 = keine
1 = kaum
2 = mäßig
3 = drängend
4 = sehr drängend
5 = außer Kontrolle

Drang / NSSV / Not / Elend
0 = kein(e)
1 = kaum
2 = etwas
3 = mittelmäßig
4 = groß
5 = sehr groß

Skills / Selbstmitgefühl / Emotionen
0 = gar nicht
1 = selten
2 = gelegentlich, hätte häufiger sein müssen
3 = gelegentlich, gerade so ausreichend häufig
4 = häufig
5 = sehr häufig

Abbildung 4: Ausgefülltes Wochenprotokoll von Frau K.

Beispieldialog: Besprechen des Wochenprotokolls

Th.: Guten Tag, Frau K. Wie geht es Ihnen heute?

Pat.: Geht so.

Th.: Können Sie das konkretisieren? Minus fünf bedeutet, dass es Ihnen im Moment sehr schlecht geht, null bedeutet neutral, plus fünf, dass es ganz hervorragend geht.

Pat.: Hm ... Minus zwei.

Th.: O.k. Das bedeutet, Sie sind arbeitsfähig?

Pat.: Ja, ich glaub schon.

Th.: Haben Sie Ihr Wochenprotokoll dabei? *(Die Patientin reicht dem Therapeuten das ausgefüllte Wochenprotokoll)* Vielen Dank. Dann lassen Sie mich mal schauen. *(Pause)* O.k., Montag bis Donnerstag verlief eigentlich ganz gut; Donnerstag hatten Sie sogar einen vergleichsweise guten Tag, oder?

Pat.: Ja, da war ich mit meinen Freundinnen unterwegs.

Th.: Sehr schön! *(Pause)* Oh weh, aber Freitag war schlecht. Und da gab es sogar eine Selbstverletzung. Ach, wie schade! Haben Sie die Verhaltensanalyse dabei?

Pat.: Ja.

Th.: O.k. Der Samstag war laut Protokoll leider noch immer nicht gut, am Sonntag wurde es dann wieder ein wenig besser. Aber was ich gerade sehe, ist, dass Sie es am Samstag trotz weiterhin sehr hohen Schneidedrucks geschafft haben, sich nicht zu verletzen. Welche Skills haben Sie denn angewandt?

Das Wochenprotokoll dient der Strukturierung der Therapiesitzungen

Pat.: Ich habe mich mit meiner Freundin getroffen und wir waren spazieren. Da konnte ich ein wenig von den Problemen mit meinen Eltern berichten. Das hat irgendwie geholfen.

Th.: Konnten Sie auch von Ihren Gefühlen berichten?

Pat.: Ja, das geht mit meiner Freundin recht gut.

Th.: Wie fühlt sich das an, die primären Gefühle mitzuteilen?

Pat.: Entlastend.

Th.: Prima! Und warum haben Sie das nicht auch am Freitag versucht?

Pat.: Da war ich bei meinen Eltern. Ich kann ja nicht einfach abhauen.

Th.: Selbstmitgefühl wäre keine Möglichkeit gewesen?

Pat.: Da habe ich nicht dran gedacht.

Th.: O.k., wir sind ja noch am Anfang der Therapie. Langfristig wäre es natürlich wünschenswert, dass Sie in solchen Situationen an diese Möglichkeit denken. Waren Sie am Montag in der Fertigkeitengruppe?

Pat.: Ja.

Th.: Was ist Thema?

Pat.: Stresstoleranz.

Th.: Na, das passt ja eigentlich ganz gut. Darauf kommen wir später bei der Lösungsanalyse bestimmt nochmal zurück. Müssen wir bezüglich des Fertigkeitentrainings irgendetwas besprechen?

Pat.: Nee, klappt soweit alles ganz gut.

Th.: O.k., dann lassen Sie uns mal die Agenda für die heutige Stunde festlegen. Anfangen müssen wir mit der Verhaltens- und Lösungsanalyse. Und wie immer werden wir wahrscheinlich wieder die ganze Stunde dafür benötigen. Gibt es denn noch andere Themen, die wir unbedingt besprechen sollten?

Pat.: Ja, den Umgang mit meinen Eltern.

Th.: Ja, das dürfte wichtig sein. Aber leider müssen wir nun erst mal die Verhaltensanalyse besprechen. Aber ich denke, dass Ihre Eltern im Rahmen der Lösungsanalyse auch Thema sein werden.

Gibt der Patient zu Beginn der Therapiesitzung an, dass die Anspannung so hoch ist, dass ein effektives Arbeiten aktuell nicht möglich ist, sollte der Patient dazu angehalten werden, Fertigkeiten anzuwenden, die seine Anspannung reduzieren. Dies können beispielsweise Atemübungen, starke Körperempfindungs- oder Ablenkungsskills sein.

Merke

In Therapiephase 1 besteht der Ablauf der Therapiestunde regelhaft aus folgenden aufeinander aufbauenden Elementen:

- Besprechen des Wochenprotokolls,
- Nachfrage nach weiteren Therapieelementen (z.B. Fertigkeitentraining, Besuch Psychiater),
- Festlegen der Agenda für die Therapiestunde,
- Abarbeiten der Agenda,
- Beenden der Therapiestunde.

Erstellung von Verhaltensanalysen sowie den abgeleiteten Lösungsanalysen zum Aufbau von neuen Verhaltensoptionen

Über die Verhaltensanalysen und die daraus entwickelten Lösungsanalysen vermittelt der Therapeut zum einen Fertigkeiten zur akuten Verhinderung von NSSV und anderen dysfunktionalen Verhaltensweisen; zum anderen werden aber auch Fertigkeiten zum funktionalen Umgang mit den eigenen Emotionen aufgezeigt. Abbildung 5 zeigt exemplarisch eine entsprechende Verhaltensanalyse.

Die langfristigen Konsequenzen führen zu einer Aufrechterhaltung (Teufelskreis)

Wie der Verhaltensanalyse in Abbildung 5 entnommen werden kann, sorgen die langfristigen Konsequenzen für eine Bestätigung und damit Aufrechterhaltung der in der Variable „Selbstregulation“ aufgeführten Inhalte. Dieser Teufelskreis wird mit jedem NSSV erneut angestoßen. In der Variable „Auslöser“ finden sich die primären, d.h. gesunden Reaktionen auf ein bestimmtes Ereignis, in der Variable „Selbstregulation“ die sekundären, d.h. ungesunden Reaktionen. Therapeutisches Ziel im Rahmen der Verhaltensanalyse ist es, dem Patienten seine primäre Reaktion zu verdeutlichen, diese zu validieren und anschließend im Rahmen der Lösungsanalyse Strategien zu vermitteln, mit dieser funktional umgehen zu können. Der Fokus liegt dabei auf den Emotionen des Patienten (zum Vorgehen vgl. Abb. 5 sowie den Beispieldialog).

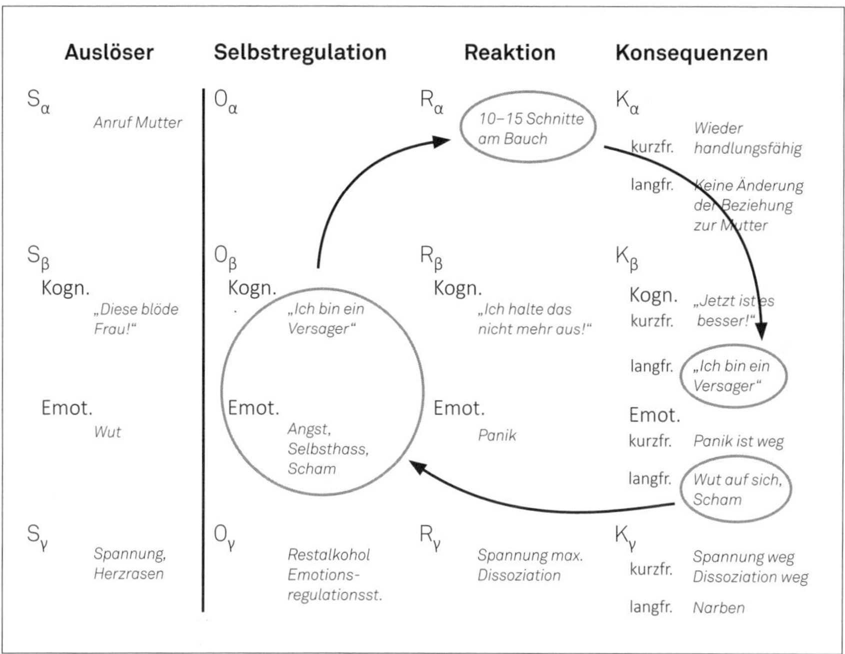

Abbildung 5: Beispiel einer Verhaltensanalyse (vgl. hierzu auch die Hinweise zur Struktur einer Verhaltensanalyse in Kap. 3.4)

Beispieldialog: Besprechung der Verhaltensanalyse

Th.: Frau K., können Sie erkennen, was Ihre allererste Reaktion auf die Aussage Ihrer Mutter, dass Sie eine Versagerin sind, war?

Pat.: Ich war wütend.

Th.: Genau! *(Pause; Therapeut lehnt sich zurück, gibt damit Raum für den aktuellen Prozess)* Und was haben Sie mit dieser Wut gemacht?

Pat.: Hmm. Ich habe sie eigentlich gar nicht wahrgenommen. Das fällt mir nur jetzt auf, wo wir die Verhaltensanalyse besprechen.

Th.: Ja, klar. Das läuft bei Ihnen wahrscheinlich völlig automatisch ab. Welche Grundannahme wurde nämlich durch die Äußerung Ihrer Mutter aktiviert?

Pat.: Dass ich ein Versager bin. Was ja auch stimmt!

Th.: *(Therapeut lehnt sich wieder nach vorne, um den Raum nach der dysfunktionalen Äußerung der Patientin wieder zu begrenzen)* Das haben Sie wahrscheinlich häufig genug genau so vermittelt bekommen. Dann wäre ich wahrscheinlich auch irgendwann davon überzeugt.

Jetzt schauen Sie sich noch einmal genauer die Verhaltensanalyse an und dort vor allem die langfristigen Konsequenzen, die durch Ihr selbstverletzendes Verhalten auftreten. *(Therapeut lehnt sich wieder nach hinten)*

Pat.: Die sind eigentlich deckungsgleich mit den Inhalten der Variable „Selbstregulation".

Th.: Ganz genau so ist es. Das heißt, jedes Mal, wenn Sie sich selbst verletzen, sorgen Sie über die langfristen Konsequenzen für eine Bestätigung und damit Aufrechterhaltung Ihrer Grundannahmen und den dazugehörigen Grundemotionen. *(Pause)* Wollen Sie das? Tut Ihnen das gut? Geht es Ihnen dadurch besser?

Dysfunktionale Verhaltensmuster werden unmittelbar und direkt infrage gestellt

Pat.: Nee, natürlich nicht.

Th.: Was meinen Sie, was wäre stattdessen hilfreich, anstatt sich zu schneiden?

Pat.: Hmm ...

Th.: Schauen Sie mal genauer auf die Inhalte unter der Variable „Auslöser".

Pat.: Ich könnte mir vorstellen, dass ich wahrscheinlich mit meiner Wut auf meine Mutter einen anderen Umgang finden muss.

Th.: Genauso ist es. Denn das ist Ihre gesunde Reaktion, die auch andere Menschen in einer solchen Situation hätten. Ärger und Wut würden eigentlich dafür sorgen, dass Sie sich wehren, dass Sie sich von einem solchen emotionalen Übergriff abgrenzen. Wenn Sie aber Ihre Wut immer „wegschneiden", dann werden Sie, anstatt sich zu wehren, ...?

Pat.: ... die Wut gegen mich selbst richten ...

Th.: ... und das Verhältnis zu Ihrer Mutter bleibt unverändert. *(Pause)* Das heißt, das Wichtigste, was Sie in einem ersten Schritt lernen werden, ist, diesen Teufelskreis zu unterbrechen. Sie werden Fertigkeiten lernen, die Sie anstatt selbstverletzendem Verhalten anwenden können. Und Sie werden gleichzeitig lernen, wie Sie Ihre Wut wahrnehmen können und was Sie mit dieser dann machen können bzw. sollten.

Durch die Bewegung des Therapeuten kann nicht nur funktionales Verhalten durch Zuwendung (Therapeut lehnt sich nach vorne) bzw. dysfunktionales Verhalten durch Rückzug (Therapeut lehnt sich nach hinten) belohnt bzw. „bestraft" werden, sondern die Bewegung kann auch genutzt werden, um hilfreiche Prozesse zu eröffnen und zu begleiten (Therapeut lehnt sich nach hinten) bzw. weniger hilfreiche Prozesse zu begrenzen (Therapeut lehnt sich nach vorne). Die Bedeutung der Bewegung des Therapeuten hängt damit vom jeweiligen Kontext ab. Es ist hilfreich, wenn sich der Therapeut des jeweiligen Kontextes bewusst ist und seine Bewegungen damit bewusst einsetzt.

Zusätzlich zu den angesprochenen Bedingungsfaktoren in der in Abbildung 5 dargestellten Verhaltensanalyse ist es denkbar, dass das NSSV durch gleichermaßen kurzfristig wie auch langfristig auftretende positive oder negative Verstärker aufrechterhalten wird. Besonders häufig sind soziale Verstärker zu beobachten, z. B. die anschließende Zuwendung des Partners, der Familie, der Peergruppe oder die Entbindung des Patienten von bestimmten Aufgaben und Anforderungen. Diese Faktoren sollten insbesondere dann in Erwägung gezogen werden, wenn das NSSV trotz aller anderen Lösungsversuche weiterhin auftritt.

Kommt es zu keiner deutlichen Reduktion des NSSV, liegt dies häufig an externen sozialen Verstärkern

Das Vorgehen der Wahl in solchen Fällen ist, dass der Patient die betreffenden Personen darüber informiert, dieses aufrechterhaltende Verhalten nicht weiter auszuführen. Sollte der Patient hierbei Unterstützung benötigen, ist es möglich, die Personen in die Therapiesitzung einzuladen. Sollte auch dies nicht möglich sein, kann mit dem Patienten ein hilfreiches Kontingenzmanagement ausgehandelt werden. Beispielsweise kann vereinbart werden, dass der Patient im Anschluss an ein NSSV für 24 Stunden bewusst einen sozialen Verstärkerentzug eingeht; Voraussetzung ist allerdings, dass seitens des Patienten der Verstärkerentzug im Vergleich zur Verstärkung des NSSV durch Dritte als emotional höherrangig erlebt wird.

Fallbeispiel

Das NSSV einer Patientin war nahezu ausschließlich an die anschließende soziale Zuwendung gekoppelt; hierbei war es nicht so entscheidend, durch wen die Zuwendung erfolgte, sondern dass sie erfolgte. Da die Patientin sich in einem Ausmaß verletzte, dass eine anschließende chirurgische Behandlung unerlässlich war und auch diese von der Patientin als verstärkend empfunden wurde, war eine Verringerung der sozialen Interaktionen im Anschluss an das NSSV nicht möglich. Aus diesem Grund wurde mit der Patientin vereinbart, dass sie im Anschluss an das nächste NSSV sich in eine nicht sehr gut ausgestattete Pension einmieten muss und diese erst nach 48 Stunden wieder verlassen darf; der für den Zeitraum benötigte alltägliche Bedarf an Lebensmittel etc. sollte vorher organisiert werden. Tatsächlich kam es wenige Tage nach dieser Vereinbarung zu erneutem NSSV, woraufhin sich die Patientin im Anschluss an die chirurgische Versorgung unmittelbar in die Pension begab. Da diese Zeit von der Patientin als emotional belastender erlebt wurde als die emotionalen Vorteile durch das NSSV, beschloss die Patientin, das Angebot des Therapeuten, sich im Vorfeld eines NSSV an den Therapeuten zu wenden und hierüber Zuwendung und Aufmerksamkeit zu erhalten, anzunehmen. In der weiteren Therapie ging es vor allem um die Bearbeitung der Emotion Einsamkeit.

Merke

Sollte es trotz aller Problemlöseversuche zu keiner Veränderung des NSSV kommen, liegt dies häufig an sozialen Verstärkern im Umfeld des Patienten.

Der Therapeut sollte bestrebt sein, Therapiephase 1 recht bald zu beenden, um mit der eigentlichen therapeutischen Aufgabe, nämlich der konkreten Emotionsarbeit, in Therapiephase 2 beginnen zu können. Voraussetzung hierfür ist, dass der Patient in der Lage ist, selbstverletzendes Verhalten anhand von Fertigkeiten weitgehend zu kontrollieren.

Bei schweren Traumatisierungen ist zusätzliche Traumatherapie unerlässlich

Da es sich bei Personen, die sich regelhaft selbst verletzen, häufig um Personen handelt, die schwere Traumatisierungen erfahren haben, ist bei vielen Betroffenen neben dem hier in diesem Buch beschriebenen therapeutischen Vorgehen eine zusätzliche Traumatherapie unerlässlich. Sollte nicht rasch mit einer spezifischen Traumatherapie begonnen werden, besteht die Gefahr, dass das NSSV aufgrund der subjektiven Unaushaltbarkeit der traumaassoziierten Emotionen erneut auftritt – und dies zumeist stärker, als dies vor dem Beginn der Therapie der Fall war. Die Traumatherapie sollte daher bereits in Therapiephase 1 begonnen werden, z. B. mit DBT-PTSD (Bohus et al., 2013).

In einzelnen Fällen ist es auch denkbar, dass die Therapie nach der Therapiephase 1 abgeschlossen werden kann. Dies ist vor allem dann der Fall, wenn das NSSV vorwiegend als klassisch konditionierte Reaktion auftritt, z. B. immer beim Anblick eines Skalpells oder bei der Emotion Wut. Mit der erfolgreichen Entkopplung der Reiz-Reaktions-Verbindung durch Exposition bei gleichzeitiger Reaktionsverhinderung kann die Therapie dann beendet werden. Unserer Erfahrung zufolge ist ein solch ausschließliches Auftreten von NSSV jedoch sehr selten, ganz besonders, wenn das NSSV schon seit der Jugend besteht. Ein weiterer Grund für eine rasche Beendigung der Therapie kann sein, dass das NSSV im Rahmen von Sensation-Seeking ausgeführt wird. Sobald im Rahmen der Therapie ein alternatives Verhalten (z. B. Fallschirmspringen oder Klettern) gefunden ist, wird das NSSV zumeist hinfällig. Der vergleichsweise häufigste Grund für die Beendigung der Therapie zu diesem Zeitpunkt ist allerdings eine fehlende Motivation des Patienten, sich weitergehend mit seinen Emotionen auseinanderzusetzen. Die dahinterliegende Angst und die Entscheidung des Patienten, sich dieser nicht zu stellen, sollte zwar hinterfragt und ggf. bearbeitetet, aber schließlich respektiert werden.

Merke

Bei Patienten *ohne* zugrunde liegende Emotionsregulationsstörung und/oder Persönlichkeitsstörung kann die Therapie am Ende von Therapiephase 1 abgeschlossen werden.

4.2.3 Therapiephase 2

Die zweite Therapiephase beansprucht nach unseren Erfahrungen im ambulanten Setting zumeist zwischen ein und zwei Jahren bzw. 30 bis 60 Stunden. In dieser Therapiephase steht die Ausweitung und konsequente Anwendung von Fertigkeiten zur Emotionsregulation im Fokus. Es geht um die zentrale Frage, wie der konkrete Umgang mit den Emotionen, die nun nicht mehr über dysfunktionales Verhalten „weggeschnitten" werden, funktionieren kann. Darüber hinaus werden akute Probleme im aktuellen Leben des Patienten behandelt, insbesondere berufliche wie auch soziale. Es hat sich gezeigt, dass Arbeitslosigkeit, Berentung oder anderweitig verursachte Nichtteilhabe am Arbeitsleben weitergehende Therapiefortschritte ernsthaft gefährden können. Für die meisten Menschen stellen eine regelmäßige Arbeit und das damit einhergehende Einkommen eine maßgebliche Quelle der Selbstverstärkung dar. Eine regelmäßige Beschäftigung bringt Tagesstruktur, Sinnhaftigkeit und soziales Selbstbewusstsein mit sich. Dieser Aspekt ist umso höher zu bewerten, je jünger der Mensch ist. Genauso wichtig ist die Teilnahme am sozialen Leben, die zumeist untrennbar mit dem Arbeitsleben in Verbindung steht. Da bei Personen, die sich selbst verletzen, häufig eine umfangreiche Schamproblematik zugrunde liegt, besteht zumeist eine starke Rückzugstendenz. Da soziale Teilhabe ebenfalls eine entscheidende Komponente psychischer Gesundheit darstellt, ist diese aus diesem Grund ebenfalls ein Thema in Therapiephase 2. Aufgrund Ihrer Wichtigkeit für einen erfolgreichen Therapieverlauf werden diese Themen häufig schon in Therapiephase 1 aufgegriffen. Zudem bedürfen viel Aspekte aus dem Arbeitsleben (z. B. Beendigung einer Berentung, Ausbildung und Umschulung, Arbeitsplatzsuche etc.) einer langfristigen Bearbeitung und nicht selten einer zusätzlichen Hilfestellung, z. B. von Sozialarbeitern.

Vorrangig geht es um den Umgang mit Emotionen, die nun nicht mehr „weggeschnitten" werden

Bei Bestehen einer komorbiden PTBS ist die Fortführung der möglicherweise bereits begonnen Traumabehandlung ein weiteres Ziel dieser zweiten Therapiephase. Andere komorbide Störungen, z. B. Essstörungen, Depressionen, können ebenfalls Thema dieser zweiten Therapiephase sein. Im Unterscheid zur ersten Therapiephase sind in der zweiten Therapiephase die Behandlungsziele nicht mehr automatisch hierarchisch geordnet. Die Priorisierung erfolgt stattdessen über das erlebte Ausmaß der Beeinträchtigung und inwieweit diese die Erreichung der Therapieziele ernsthaft gefährden.

4.2.4 Therapiephase 3

Die dritte Therapiephase dient dem Entwickeln einer zufriedenstellenden Lebensqualität durch Steigerung der Selbstachtung und des achtsamen Selbstmitgefühls. Besonders empfehlenswert sind die Ansätze von Germer (2012) und Gilbert (2013), die den Aufbau von Selbstmitgefühl betonen.

Therapiephase 3 dient der Entwicklung einer zufriedenstellenden, langfristigen Lebensqualität

Die Dauer der dritten Therapiephase ist nicht näher festgelegt. In der Regel gilt jedoch: Je schwerer die Störung, desto später ist der Beginn der dritten Therapiephase und desto länger dauert diese an.

4.3 Die Behandlungsbausteine

Die Therapie von NSSV besteht aus mehreren Behandlungsbausteinen, wobei nicht immer alle Elemente umgesetzt werden müssen:

- Einzeltherapie,
- Fertigkeitentraining,
- Telefoncoaching,
- Supervision.

4.3.1 Die Einzeltherapie

Aufgabe, dem Patienten einen funktionalen Umgang mit den eigenen Emotionen zu ermöglichen

Die Einzeltherapie findet einmal in der Woche statt und dient der individuellen Ziel- und Motivationsarbeit. Darüber hinaus werden in der Einzeltherapie fortwährend Problem- und Lösungsanalysen durchgeführt, mit dem übergeordneten Ziel, dem Patienten einen funktionalen Umgang mit seinen Emotionen zu ermöglichen. Je nach Therapiephase wird ein unterschiedlicher Fokus gesetzt: In der ersten Therapiephase geht es vor allem um die Reduktion von NSSV und anderer schwer dysfunktionaler Verhaltensweisen zur Emotionsregulation, bei gleichzeitigem Aufbau funktionaler Strategien. In Therapiephase 2 geht es um eine weitere Verbesserung des Umgangs mit den eigenen Emotionen, indem das emotionale Leid in emotionalen Schmerz durch wohlwollende und mitfühlende Akzeptanz überführt wird. Therapiephase 3 fokussiert ein tiefes inneres und mitfühlendes Annehmen der eigenen Person und damit das Entwickeln eines lebenswerten Lebens.

Für die Patienten ist die Begegnung mit den eigenen Emotionen und damit mit sich selbst häufig sehr angstbesetzt. Jede Veränderung bedeutet eine Gefährdung des mühsam aufgebauten Umgangs mit den unerwünschten Emotionen. Die Reduktion bzw. Aufgabe des NSSV bedeutet immer ein Risiko für den Patienten, da er sich damit seinen Emotionen ausliefert – ohne genau zu wissen, was die möglichen Folgen sind, aber der subjektiven Gewissheit, dass diese sich existenziell bedrohlich anfühlen. Es ist wichtig, sich zu vergegenwärtigen, dass die Therapie für den Patienten damit eine beständige Exposition bedeutet. Um dem Patienten eine funktionale Begegnung mit den eigenen Emotionen und dadurch mit sich selbst zu erleichtern bzw. erst zu ermöglichen, fördert der Einzeltherapeut den Aufbau einer engen therapeutischen Beziehung. Denn zumeist ist der Patient nur auf der Grundlage einer vertrauensvollen, stabilen und belastbaren Beziehung bereit, das Wagnis einer Veränderung einzugehen (vgl. auch Kap. 4.5).

Wann immer eine Emotion auftritt, spricht der Therapeut diese an und macht sie ggf. zum Thema. Wie in der Verhaltensanalyse in Kapitel 4.2.2 deutlich wird, fördert der Therapeut dabei die Wahrnehmung und das Erleben der primären Emotionen und blockiert sekundäre Emotionen. Mit zunehmender Therapiedauer wird der Anteil an Emotionsaktivierung und damit Emotionsexposition umfangreicher. Das Ziel ist, den Patienten in die Lage zu versetzen, seine primären Emotionen anzunehmen, diesen „zuzuhören" und schließlich zu überlegen, ob er der Emotion entsprechend oder der Emotion entgegengesetzt handelt. Dieses Vorgehen ist vergleichbar mit dem weltweiten Botschaftersystem: fast jedes Land hat einen Botschafter in den anderen Ländern, eine ständige Vertretung. Dieser Botschafter hat die Aufgabe, die Interessen des eigenen Landes zu kommunizieren und zu verdeutlichen. Hat der Botschafter ein Anliegen, wird dieser bei dem jeweiligen Land vorstellig. Aufgabe des Landes ist es nun, diesen Botschafter zu empfangen und ihm zuzuhören. Möglichweise ergibt sich daraus eine Reaktion auf Handlungsebene; es ist aber auch möglich, dass dem Botschafter „nur" zugehört wird und keine anschließende Handlung erfolgt. Wird der Botschafter hingegen nicht empfangen oder gar des Landes verwiesen, gilt dies als schwere Krise zwischen den beiden Ländern, im Extremfall entsteht ein Krieg. Genau dies ist bei Personen, die ihren Emotionen nicht „zuhören" wollen, zu beobachten: Sie befinden sich beständig im Krieg mit ihren eigenen Emotionen und damit mit sich selbst. Das Ansetzen einer Rasierklinge oder eines Messers an den eigenen Körper dokumentiert diese Überlegung unseres Erachtens sehr gut.

Emotionsarbeit bedeutet immer Expositionsarbeit; wann immer eine Emotion auftritt oder auftreten sollte, wird dies angesprochen

Metapher für den Umgang des Patienten mit seinen eigenen Emotionen

Seien Sie ein höflicher Gastgeber, der die Tür weit öffnet, wenn es klopft: „Ah, du bist es! Und Weinen und Schluchzen hast du auch mitgebracht? Kommt rein und setzt euch an mein Feuer und erzählt." (in Anlehnung an das Gedicht „Love after Love" von Derek Walcott, 1986).

Die Emotionsarbeit in der Therapie verfolgt zwei Grundprinzipien: Wahrnehmen und Beschreiben der primären Emotion („If you name it you tame it!") und Erleben der primären Emotion („If you feel it you heal it!").

Beispieldialog: „Emotionsarbeit"

Th.: Kann es sein, dass Sie gerade unter einer enormen Anspannung stehen? *(Der Therapeut überprüft, ob die Patientin arbeitsfähig ist, d. h., ob eine Unterbrechung der Verbindung zwischen emotionsverarbeitenden und emotionssteuernden Hirnregionen vorliegt.)*

Patient muss sich in einem arbeitsfähigen Zustand befinden

Pat.: Ja, das kann man wohl sagen. Ich weiß einfach nicht mehr weiter, alles ist mir zu viel.

Th.: Wie hoch ist denn gerade die Anspannung?

Pat.: 120!

Th.: O.k. Das bedeutet, dass wir uns erst mal um Ihre Anspannung kümmern müssen, oder?

Pat.: ...

Th.: Haben Sie schon was probiert, um die Anspannung zu reduzieren?

Pat.: Es hilft doch alles nichts.

Th.: O.k. Dann schlage ich vor, dass wir erstmal gemeinsam atmen. Versuchen Sie doch mal, sich in eine entspannte Sitzposition zu begeben. Strecken Sie die Beine aus und versuchen Sie mal, sich nicht so krampfhaft am Sitz festzukrallen. Lassen Sie los ... loslassen ...

Pat.: Oh Gott, ist das mühsam!

Th.: Wir bekommen das gemeinsam hin. *(Der Therapeut wiederholt nochmal mit sanfter, aber bestimmter Stimme seine Aufforderungen, bis die Patientin sich nach hinten gelehnt hat und die Hände entspannt im Schoß liegen. In dem Moment, wo die Patientin sich nach hinten lehnt, lehnt sich auch der Therapeut nach hinten.)* Und nun achten wir gemeinsam mal nur auf das Ausatmen; lange ausatmen; lange ausatmen ... Versuchen Sie mal, dass Sie vor allem in den unteren Bauch atmen, so, dass sich die Bauchdecke hebt und senkt. Bzw. versuchen Sie mal, mit Ihrem Atem Ihre Bauchdecke auf und ab zu bewegen. *(Der Therapeut achtet darauf, dass sich beim Ein- und Ausatmen die Bauchdecke der Patientin hebt und senkt.)* Ja, das sieht doch schon sehr gut aus ... Wie ist die Anspannung jetzt?

Pat.: Ja, es wird ein bisschen besser.

Th.: Sind Sie wieder arbeitsfähig?

Pat.: Wir können es ja mal probieren.

Th.: *(Nachfolgend versucht der Therapeut, die Ursache der Anspannung und die dazugehörigen Emotionen herauszuarbeiten.)* Was ist denn der Hintergrund, dass Sie so angespannt sind?

Pat.: Zum anstehenden Gerichtsverfahren sind meine beiden Schwestern geladen. Die wollen aber nicht kommen und für mich aussagen.

Th.: Oh weh. Können Sie sagen, welche Gefühle das bei Ihnen ausgelöst hat?

Pat.: Hmm ... Schuldgefühle, dass ich sie da mit hineingezogen habe.

Die primären Emotionen herausarbeiten und die sekundären Emotionen blockieren

Th.: *(Der Therapeut versucht, die konkreten primären Gefühle herauszuarbeiten.)* O.k. Gibt es noch andere Gefühle?

Pat.: Vielleicht ein bisschen Ärger.

Th.: Ein bisschen Ärger ...

Pat.: Obwohl das doch gar nicht geht. Das geht nicht gleichzeitig!

Th.: Sie meinen, beide Gefühle gleichzeitig zuzulassen?

Pat.: Ja, ich darf nicht wütend auf meine Schwestern sein. Ich verstehe sie ja auch, dass sie nicht gegen ihre Mutter aussagen wollen. Und sich nochmal mit dem ganzen Mist aus der Vergangenheit auseinandersetzen zu müssen.

Th.: O.k. Das heißt, da ist zum einen Ärger, dass Ihre Schwestern nicht für Sie aussagen, und gleichzeitig sind da aber auch Schuldgefühle Ihren Schwestern gegenüber.

Pat.: Ja. Es ist unerträglich.

Th.: *(Der Therapeut validiert die Widersprüchlichkeit der beiden Emotionen.)* Ja, das erzeugt Spannung. *(Pause)* Sind noch andere Gefühle da?

Pat.: Vielleicht Einsamkeit.

Th.: Einsamkeit ... Fühlen Sie sich im Stich gelassen?

Pat.: Irgendwie schon.

Th.: *(Nachfolgend fördert der Therapeut das Benennen und das Erleben der aktuellen primären Emotionen.)* Sind Sie enttäuscht von Ihren Schwestern?

Pat.: Als sie Hilfe brauchten, habe ich mich als große Schwester immer zwischen sie und unsere Mutter gestellt, habe meinen Kopf hingehalten. Und nun, wo ich auch mal Hilfe benötige ...

Th.: Oh ja, da höre ich viel Enttäuschung heraus. Und ich könnte mir vorstellen, dass da auch Fassungslosigkeit und Hilflosigkeit ist, dass die sie jetzt hier so hängen lassen. Kann das sein?

Pat.: Ja. Und gleichzeitig darf ich das doch nicht. Ich muss doch für meine Schwestern da sein.

Th.: Ja, so war das früher. Und so fühlt es sich noch heute an. *(Pause)* Und gleichzeitig sind Sie enttäuscht, fühlen sich im Stich gelassen, sind geradezu fassungslos darüber, dass sie Ihnen nun die Hilfe verweigern. *(Pause. Therapeut lehnt sich nach vorne.)* Und wissen Sie: Ich finde das völlig nachvollziehbar vor dem Hintergrund, dass Sie sich als Jugendliche ein Bein für Ihre Schwestern ausgerissen haben, sich in die Bresche geschmissen haben, all den Schmerz erduldet haben, nur damit ihre Schwestern geschont werden. Und nun, wo Sie selbst mal Hilfe bräuchten ...

Pat.: Ja, irgendwie ist das nicht fair.

Th.: Nee, das ist es wahrlich nicht!

Pat.: Aber ich kann doch meine Wut und meine Enttäuschung meinen Schwestern gegenüber nicht äußern. Das ändert doch nichts. Vielleicht wollen sie dann nichts mehr mit mir zu tun haben.

Th.: *(Nachfolgend versucht der Therapeut, herauszuarbeiten, ob entsprechend oder entgegengesetzt den primären Emotionen gehandelt werden soll.)* Ich weiß nicht, ob sich dadurch was ändert. Und wenn, weiß ich auch nicht genau, was sich ändert. Ich weiß nur, dass ich Ihren Ärger und Ihre Enttäuschung völlig nachvollziehbar finde.

Im Fall von erlebter Not und Leid, Hilfestellung sich selbst mit Mitgefühl begegnen

Ein wesentlicher Bestandteil der zweiten und dritten Therapiephase ist das Entwickeln von Selbstmitgefühl. Patienten mit solch schweren dysfunktionalen Verhaltensweisen wie NSSV oder Suizidgedanken und -impulsen erlebten in ihrer Kindheit zumeist eine schwere Frustrierung ihres Bedürfnisses nach Liebe, Schutz und Geborgenheit. Darüber entsteht bei den Betroffenen ein schwerer Mangel. Die Ursache für die fehlende Liebe und Fürsorge suchen sie dabei nicht in ihrer Umgebung, sondern bei sich selbst (z. B. „Ich bin nicht richtig, sonst würde ich geliebt werden."). Es kommt zu einem Gefühl existenzieller Scham. Nachfolgend sucht der Betroffene die Befriedigung des unerfüllten Bedürfnisses beständig im Außen, dort, wo diese auch ursprünglich zu erwarten war; auch im Erwachsenenalter. Allerdings ist niemand außer den Eltern in der Lage, dann noch eine bedingungslose, allumfassende Liebe und Anerkennung zu geben. Es kommt zwangsläufig zu einer Überforderung in den späteren Beziehungen, da kein Partner das unerfüllte Bedürfnis des Betroffenen stillen kann. Therapeutisch geht es in den späteren Therapiephasen folglich darum, diese sehr schmerzhafte Tatsache zu akzeptieren; niemand wird das „Loch", dass die Eltern hinterlassen haben, „stopfen" können. Die damit einhergehenden Emotionen, das Leid und die Not, können sehr quälend sein. Es ist Aufgabe des Therapeuten, den Patienten hierbei zu begleiten, für ihn da zu sein. Gleichzeitig kann der Therapeut aber vermitteln, dass die Möglichkeit besteht, sich mit Selbstmitgefühl zumindest einen Teil der nicht erhaltenen Liebe selbst zu geben.

Selbstmitgefühl kann auf drei Ebenen aktiviert werden: körperliche Berührung, Wärme und umsorgende stimmliche Äußerung

Selbstmitgefühl kann auf drei Ebenen aktiviert werden: körperliche Berührung, Wärme und umsorgende stimmliche Äußerung. Diese drei Ebenen sind Bestandteile des Fürsorgesystems, welches als Gegenspieler des Bedrohungssystems eine emotionale (Nach-)Reifung ermöglicht. Entsprechend wird dem Patienten vermittelt, in Momenten des Leidens sich selbst zuzuwenden, sich selbst gegenüber das Herz zu öffnen, indem der Betroffene sich gut zuspricht, sich mit Wärme und einer wohltuenden Berührung versorgt, z. B. seine Hand auf seine Brust oder seinen Bauch legt – ohne allerdings dabei das Ziel zu verfolgen, den Zustand zu beenden, sondern alleine aufgrund des Umstandes, dass dies ein Moment des Leidens ist. Im Grunde wird dem Patienten damit vermittelt, sich selbst gegenüber so zu verhalten, wie sich jede gesunde Mutter und jeder gesunde Vater gegenüber seinem leidenden Kind verhält. Das ist für viele Patienten anfangs sehr schwer, da sehr ungewohnt. Gleichzeitig wird es über die Dauer als sehr hilfreich und wohltuend erlebt. Es ist Aufgabe des Einzeltherapeuten, den Patienten spätestens ab Therapiephase 2 an dieses Verhalten heranzuführen und mit ihm einzuüben.

Beispieldialog: „Mitgefühlspause"

Th.: Es geht Ihnen gerade richtig schlecht, wenn Sie an die bevorstehende Gerichtsverhandlung denken, oder?

Pat.: Ja! Ich habe so Angst, dass ich das Verfahren verliere. Und ich fühle mich so allein damit. Niemand von meinen Schwestern hilft mir, sie lassen mich alle im Stich.

Th.: Oh weh. Das tut weh, oder?

Pat.: In der Tat. Unerträglich!

Th.: *(Nachfolgend versucht der Therapeut, die Patientin zum aktiven Praktizieren von Selbstmitgefühl hinzuführen. Dabei geht er auf alle drei Ebenen des Selbstmitgefühls ein.)* Können Sie mal schauen, ob sich der Schmerz, die Not, irgendwo in Ihrem Körper zeigt?

Pat.: Ich weiß nicht ... Vielleicht am meisten hier? *(Die Patientin zeigt auf ihren Bauch.)*

Th.: In Ihrem Bauch?

Pat.: Ja, hier so.

Th.: Können Sie mal versuchen, ob es Ihnen gelingt, eine Hand auf diese Stelle zu legen? *(Die Patientin legt vorsichtig eine Hand auf ihren Bauch.)* Was nehmen Sie wahr, wenn Sie Ihre Hand auf diese Stelle legen?

Pat.: Irgendwie tut es mehr weh.

Th.: Ja, das kann sein. In dem Sinne, wenn „man" in seinem Schmerz gesehen wird, schreit „man" erst mal auf?

Pat.: Kann sein.

Th.: Nehmen Sie noch etwas anderes wahr?

Pat.: Ein bisschen Wärme vielleicht.

Th.: Ja. Und können Sie wahrnehmen, was diese Wärme mit dieser Stelle, wo dieser Schmerz und diese Not sitzen, macht?

Pat.: *(Pause)* Irgendwie wird es ein bisschen leichter, weicher.

Th.: Das hört sich gut an. *(Pause)* Und können Sie mal versuchen, ob Sie sich innerlich ein wenig gut zureden können; vielleicht so, wie wenn Sie mit einem kleinen Kind reden würden, dem es gerade richtig schlecht geht. Das können Sie auch so machen, dass ich es nicht höre, wenn Ihnen das lieber ist. *(Pause. Patientin spricht leise vor sich hin.)* Was passiert, wenn Sie das machen?

Pat.: Es ist nicht mehr so quälend. Das Gefühl ist zwar immer noch da, ich fühle mich aber nicht mehr so ohnmächtig.

Kinder mit einer ausgeprägten erhöhten emotionalen Auslenkbarkeit sind Herausforderung für das Elternhaus

Uns ist es wichtig, zu erwähnen, dass der Mangel an Liebe nicht zwangsläufig auf ein per se dysfunktionales Elternhaus zurückzuführen ist. Insbesondere bei Kindern mit einer frühen und ausgeprägten erhöhten emotionalen Auslenkbarkeit stellt es eine enorme Herausforderung dar, diese über das durchschnittliche Ausmaß hinausgehende Bedürftigkeit zu bedienen. Nicht selten reagieren die primären Bezugspersonen, mit Blick auf Kinder, die ein normales Maß an Zuwendung bedürfen, mit Äußerungen, wie z. B. „Reiß dich zusammen!" oder „Stell dich nicht so an!". Überforderung ist ein häufiges Gefühl, welches in solchen Familien vorherrscht. Gleichzeitig ist es aber auch nicht die Schuld des Kindes, dass es dieser übermäßigen Liebe und Zuwendung bedarf.

4.3.2 Das Fertigkeitentraining

Fertigkeitentraining in der Gruppe empfehlenswert

Wir empfehlen die Teilnahme an einem parallel stattfindenden Fertigkeitentraining. Dieses findet einmal wöchentlich statt, dauert zwei Zeitstunden und erstreckt sich über einen Zeitraum von zweimal 30 Sitzungen (das Training wird regelhaft zweimal durchlaufen). Die Gruppe wird von zwei Trainern geleitet und es können bis zu acht Patienten teilnehmen. Ziel des Fertigkeitentrainings ist die Vermittlung von Fertigkeiten (Skills), die sowohl kurz- als auch langfristig zu einem Maximum an positiven und einem Minimum an negativen Ergebnissen führen. Die Fertigkeiten lassen sich nachfolgenden Modulen zuordnen:

1. Fertigkeiten zur Steigerung der inneren Achtsamkeit,
2. Zwischenmenschliche Fertigkeiten,
3. Fertigkeiten zum bewussten Umgang mit Gefühlen,
4. Fertigkeiten zur Stresstoleranz,
5. Fertigkeiten zur Steigerung des Selbstwertes,
6. Optional: Fertigkeiten zum Umgang mit Sucht.

Zu jedem Modul existieren spezifische Arbeits- und Übungsblätter, die gemeinsam in der Gruppe erarbeitet und zwischen den Sitzungen geübt werden. Fertigkeiten zur Stresstoleranz empfehlen sich besonders zur Verhinderung akuten Selbstverletzungsdrangs, Fertigkeiten zum bewussten Umgang mit Emotionen zur Regulation der zugrunde liegenden Emotionen.

Stresstoleranzfertigkeiten

Ammoniak, Chilischote, Bewegung (z.B. Treppen steigen, Spazieren gehen, Fahrradfahren), Bauchatmung, Ablenkung (z.B. einen Film schauen, Computerspiele, Aufräumen), Hirn-Flick-Flacks (z.B. in dreier-Schritten von 100 abwärts zählen), Heiß-Kalt-Duschen, Igelball, Radikale Akzeptanz etc.

Da es den Umfang dieses Buches überschreiten würde, die Fertigkeiten hier im Einzelnen vorzustellen, verweisen wir auf das Buch von Bohus, Wolf-Arehult und Kienast (2013).

4.3.3 Das Telefoncoaching

Telefonkontakte als Unterstützung in Krisensituationen

Es ist nicht zu erwarten, dass der Patient zu Beginn der Therapie die vermittelten Fertigkeiten sofort in seinem Alltag umsetzen kann. Aus diesem Grund sollte der Therapeut dem Patienten im Krisenfall, z.B. bei hohem Selbstverletzungsdruck, telefonisch zur Verfügung stehen. Für den Ablauf des Telefonats besteht allerdings ein festes Regelwerk: Nachdem der Patient seinen

Namen und seinen aktuellen Aufenthaltsort benannt hat, erklärt er kurz den Anlass seines Anrufs. Daraufhin fragt der Therapeut nach der aktuellen Anspannung, um einschätzen zu können, ob der Patient kognitiv erreichbar ist. Sollte der Patient kommunikationsfähig sein, erfragt der Therapeut kurz den Anlass der Krise und die ausgelösten Emotionen sowie die bereits angewandten Fertigkeiten. Der Therapeut vermittelt daraufhin maximal zwei neue Fertigkeiten; eine davon sollte eine Fertigkeit zum Umgang mit Emotionen sein. Anschließend fragt der Therapeut erneut nach der Anspannung und bietet an, dass der Patient nochmals anrufen kann, sollten die Fertigkeiten nicht helfen. Sollte der Patient zusätzlich Waffen bei sich führen, z.B. Rasierklingen etc., dann gilt es, diese vor der Vermittlung neuer Fertigkeiten beseitigen zu lassen. Erst mit der Beseitigung der Waffen ist der Patient für den Einsatz neuer Fertigkeiten bereit.

Beispieldialog: „Telefoncoaching – Beseitigung von Waffen"

Th.: Habe ich das richtig verstanden, dass Sie die Rasierklinge unmittelbar vor sich liegen haben?
Pat.: Ja.
Th.: Wo in Ihrer Wohnung sind Sie denn aktuell genau?
Pat.: Im Bad.
Th.: Wo genau?
Pat.: Sie wollen's aber genau wissen!
Th.: Stimmt. Also wo?
Pat.: Ich sitze auf der Badewanne vor dem Waschbecken.
Th.: O.k. Liegt die Rasierklinge offen vor Ihnen oder ist sie eingepackt?
Pat.: Offen.
Th.: Können Sie mal ein bisschen Klopapier holen? Das müsste doch in der Nähe sein, oder?
Pat.: Warum soll ich denn das jetzt machen?
Th.: Das sage ich Ihnen gleich, holen Sie das erst mal. *(Die Patientin holt ein paar Blatt Klopapier.)* O.k. Nun möchte ich, dass Sie die Rasierklinge in das Klopapier einpacken.
Pat.: Hmm ...
Th.: Haben Sie das gemacht?
Pat.: Hmm ...
Th.: Ja oder nein?
Pat.: Ja.
Th.: O.k. Vielen Dank. Können Sie mal raus auf den Flur gehen? Mit der eingepackten Rasierklinge, bitte.
Pat.: Hab' ich gemacht.
Th.: *(Der Therapeut setzt nachfolgend bewusst Distraktoren ein, um die aktive Verbindung zwischen den beiden Hirnarealen zu befördern.)* Was haben Sie eigentlich an?

Distraktoren als Hilfe zur Wiedergewinnung von Handlungsfähigkeit

Pat.: Das geht Sie gar nichts an.
Th.: *(lacht)* Da haben Sie völlig recht. Ich will nur wissen, ob Sie gesellschaftsfähig gekleidet sind.
Pat.: Ich bin angezogen, wenn Sie das meinen.
Th.: Ja, genau das meine ich. Und jetzt würde ich Sie bitten, dass Sie mal bitte zur Wohnungstür gehen. Ist das ein Altbau, in dem Sie wohnen?
Pat.: Warum wollen Sie das wissen?
Th.: Damit ich mir eine Vorstellung von Ihrer Umgebung machen kann. Alt- oder Neubau?
Pat.: Altbau.
Th.: So mit richtig schönen Dielen?
Pat.: Ja.
Th.: Wo befinden Sie sich jetzt?
Pat.: Im Flur.
Th.: O.k. Wo stehen denn die schönen Turnschuhe, die ich so schick finde?
Pat.: Da vorne, bei der Haustür.
Th.: Können Sie die mal anziehen?
Pat.: Maaann ...
Th.: Und, haben Sie die Schuhe an? Und jetzt nehmen Sie mal den Wohnungsschlüssel. *(Der Therapeut führt die Patientin kleinschrittig und bestimmt aus der Wohnung heraus, lässt sie die Rasierklinge in den Hausmülleimer schmeißen. Gegebenenfalls führt er mit ihr zusätzliche Stresstoleranzfertigkeiten am Telefon durch.)* In welchem Stockwerk wohnen Sie?
Pat.: Im Dritten.
Th.: O.k. Dann schlage ich jetzt mal vor, dass Sie die Treppen so schnell es Ihnen möglich ist, hinunterrennen. Und halten Sie bitte das Telefon währenddessen an Ihr Ohr, damit ich Sie schnaufen hören kann. *(Dann fragt er erneut die Anspannung ab, die mittlerweile deutlich gesunken sein sollte, und fragt, wie oben beschrieben, nach der Ursache der Krise, den Emotionen, schlägt möglicherweise weitere Fertigkeiten vor und vereinbart, dass die Patientin sich bei weiterem Bedarf nochmals melden kann.)*

Häufig besteht seitens des Therapeuten die Befürchtung, dass der Patient die Telefonkontakte sehr häufig nutzt. Dies ist allerdings nur der Fall, wenn der Therapeut am Telefon eine therapeutische Sitzung durchführt. Der Telefonkontakt entspricht hingegen vielmehr einem Coaching und sollte nicht länger als 5 bis 10 Minuten, in seltenen Fällen auch einmal 15 Minuten andauern. Auch sollte der Therapeut sehr klar kommunizieren, wann er genau erreichbar ist und wann nicht. Beispielsweise hat sich bewährt, eine Tageszeit zu definieren, in welcher der Patient anrufen kann (z. B. 9 bis 19 Uhr). Sollte der Therapeut nicht erreichbar sein, muss vereinbart werden, bis wann der Therapeut sich zurückmeldet (z. B. innerhalb der nächsten 24 Stunden). Abschließend muss geklärt werden, ob der Therapeut auch am Wochenende zur Verfügung steht und wo sich der Patient im Notfall hinwenden kann (z. B. an die nächstliegende Notfallambulanz).

4.3.4 Die Supervision

NSSV stellen hohe Belastung für Therapeuten dar, daher parallele Supervision sehr empfehlenswert

Wir empfehlen ausdrücklich das Aufsuchen einer regelmäßigen Supervision. Gerade Patienten mit NSSV zählen zu jenen Patienten, die den Therapeuten aufgrund der Art und Weise sowie der Schwere ihres dysfunktionalen Verhaltens häufig an seine Grenzen bringen. Daher sollten neben dem spezifischen Umgang mit Problemverhalten des Patienten insbesondere auch die subjektiven Grenzen des Einzeltherapeuten fokussiert und thematisiert werden. Um dieser Aufgabe gerecht zu werden, empfiehlt es sich, in jeder Supervision einen Supervisionsteilnehmer explizit dafür zu bestimmen, mögliche Grenzüberschreitungen ausfindig zu machen und zu benennen.

Im Unterschied zu herkömmlichen Supervisionen sollte am Ende einer jeden Fallbesprechung ein Beschluss für das weitere Vorgehen stehen. Dieser Beschluss sollte verbindlich sein und sollte entsprechend vom Einzeltherapeuten umgesetzt werden. In der nächsten Supervision berichtet der Therapeut dann vom Ergebnis der Intervention.

Beispiel

NSSV kommt bei der Patientin zu Beginn der Therapie wöchentlich vor. Jedes Mal ist eine chirurgische Behandlung notwendig. In der Einzeltherapie muss der Therapeut damit wöchentlich eine Verhaltensanalyse durchführen mit dem Ziel, das Verhalten noch besser zu verstehen und um funktionales Alternativverhalten aufzubauen. Der Therapeut ist nach jedem NSSV verpflichtet, dies in der Supervision anzusprechen. Da die Grenzen der Supervisionsteilnehmer im Vergleich zum Therapeuten in der Regel deutlich früher erreicht werden, drängen diese schon nach der fünften Woche darauf, den Druck auf die Patientin zum Aufgeben des dysfunktionalen Verhaltens zu erhöhen. Der Therapeut ist verpflichtet, diesen Druck an die Patientin weiterzuleiten. Gäbe es die Supervision nicht, wäre die Gefahr groß, dass der Therapeut erst deutlich später – oder sogar gar nicht – auf das fortwährende NSSV der Patientin reagiert. Die Folge könnte sein, dass der Therapeut zunehmend vom Verhalten der Patientin genervt ist und sich für die Therapie nicht mehr so einsetzt, wie dies für ein Vorankommen nötig wäre.

4.4 Therapeutische Strategien

Es kommen akzeptanzbasierte und veränderungsorientierte Strategien zum Einsatz

Es kommen zwei sich auf den ersten Blick widersprechende therapeutische Interventionen zum Einsatz: zum einen akzeptanzbasierte und zum anderen veränderungsorientierte. Beiden Interventionen sind bestimmte therapeutische Strategien zugordnet; zumeist kommen beide Interventionen zeitgleich zur Anwendung. Dieses Vorgehen verfolgt zwei Ziele:

1. Durch die Anwendung von zwei Interventionen, die sich scheinbar widersprechen, entsteht Spannung. Diese Spannung bzw. Energie wird für den therapeutischen Veränderungsprozess genutzt.
   Beispielsweise kann vom Therapeuten formuliert werden, dass der Patient zwar sein Leid häufig nicht selbst verursacht hat (Akzeptanz), aber er der einzige ist, der dieses Leid beenden kann (Veränderung; vgl. hierzu auch Kap. 4.1, Grundhaltung 4). Die durch die Unvereinbarkeit entstehende Spannung sorgt für den nötigen Druck, aber auch für die notwendige Energie, um eine Änderung herbeizuführen. Der Patient wird „automatisch" versuchen, die entstandene Spannung zu reduzieren, er wird anfangen, zu überlegen, wie er dieses dialektische Dilemma lösen kann. Er wird zwar weiterhin versuchen, den Therapeuten dazu zu bewegen, dass er die Probleme für ihn löst – er hat sie ja schließlich nicht selbst verursacht –, gleichzeitig wird er aber auch anfangen, nach eigenen Lösungen zu suchen. Der Therapeut begleitet den Patienten in diesem Prozess, validiert die Not, zeigt gleichzeitig aber auf, wo der Patient eigenständig tätig werden muss, mit dem Ziel, dass der Patient seine eigene Synthese aus These (z. B. „Ich habe mein Leid nicht selbst verursacht.") und Antithese (z. B. „Niemand wird mich retten.") generiert.
2. Die akzeptanzbasierten Interventionen bereiten den Einsatz der veränderungsorientierten Interventionen vor; d. h., erst wenn sich der Patient in seiner Not vom Therapeuten verstanden und gesehen fühlt, wird er eine veränderungsorientierte Intervention annehmen können.

Akzeptanz bereitet Grundlage für veränderungsorientierte Interventionen

Beispieldialog: „Dialektische Gesprächsführung"

(Nachfolgend wendet der Therapeut akzeptanzbasierte Strategien bzgl. des Einsatzes von NSSV an. Er verfolgt hierbei das Ziel, dass die Patientin sich in ihrer Motivation und in ihrer Not verstanden fühlt.)

Th.: Die Selbstverletzungen helfen Ihnen, schnell und effektiv Ihre Spannung zu reduzieren. Da ist es nur nachvollziehbar, dass Sie auf diese im Notfall immer wieder zurückgreifen wollen.

Pat.: Sag ich doch. Nichts hilft so schnell. Und wenn es ein Notfall ist, muss es schnell gehen. Sie wissen ja gar nicht, wie sich das dann anfühlt. Da muss sofort eine Lösung her.

Th.: Absolut! Umso größer die Not, desto höher ist der Druck, diese zu beenden. Würde jedem so gehen. *(Pause. Nachfolgend wendet der*

Therapeut veränderungsorientierte Strategien bzgl. des Einsatzes von NSSV an, indem er die Konsequenzen desselben deutlich macht. Der Therapeut verfolgt damit das Ziel, die Spannung zu erhöhen und diese für den Veränderungsprozess nutzbar zu machen.) Blöd nur, dass Sie damit auch jedes Mal Ihre Emotionen wegschneiden und damit das eigentliche Problem bestehen bleibt.

Pat.: Aber was soll ich denn machen? Es hilft ja nichts anderes!

Th.: Na ja, Sie meinen, die anderen Möglichkeiten helfen nicht so schnell und effektiv?!

Pat.: Ist doch egal. Sie helfen halt nicht, wie sie sollen.

Th.: Wenn Sie in der Tat erwarten, dass die Fertigkeiten sofort genauso effektiv, wenn möglich sogar noch effektiver sind als die Selbstverletzung, dann muss ich Sie leider enttäuschen. Dann bleibt Ihnen nichts anderes übrig, als sich weiterhin zu verletzen.

Pat.: Oh Mann!

Th.: Mist, ja! *(Pause. Therapeut lehnt sich zurück, um nun dem Veränderungsprozess der Patientin den gebührenden Raum zu geben.)*

Pat.: Und was soll ich jetzt machen?

Th.: Na ja, die Alternative zur Selbstverletzung haben wir ja schon besprochen.

Pat.: Aber Sie sagen doch selbst, dass die nicht so gut helfen ...

Th.: Stimmt. Zumindest anfänglich.

Pat.: Sie meinen, dann muss ich das anfänglich aushalten, dass die neuen Fertigkeiten nicht so gut funktionieren?

Th.: Ja. *(Pause)* Wenn ich erwähnen darf: noch nicht so gut funktionieren. Denn je länger Sie diese anwenden, desto besser und schneller funktionieren sie; und das alte Vorgehen, dass selbstverletzende Verhalten, wird zunehmend in den Hintergrund treten.

Beiden Interventionen werden bestimmte Strategien zugeordnet: Zu den akzeptanzbasierten Interventionen zählen Strategien der Validierung, der Problemerhebung und der Kommunikation, zu den veränderungsorientierten Strategien der Problemlösung, des Kontingenzmanagements, der Exposition, der kognitiven Umstrukturierung, ein Teil der Kommunikationsstrategien sowie die Vermittlung von Fertigkeiten. Zusätzliche dialektische Strategien regeln den angemessenen Einsatz dieser beiden gegensätzlichen Interventionen. Strukturelle Strategien stellen für das gesamte therapeutische Vorgehen den funktionalen Rahmen.

Nachfolgend werden die einzelnen Strategien kurz charakterisiert. Für einen tiefergehenden Einblick verweisen wir auf die Bücher von Stiglmayr und Gunia (2017) sowie Koerner (2013):

Strukturelle Strategien regeln den Ablauf der Einzelsitzungen und der Therapie

- Die *strukturellen Strategien* regeln den Ablauf jeder Einzelsitzung wie auch der gesamten Therapie. Hier ist festgelegt, dass jede Einzelsitzung mit dem Durchsprechen des Wochenprotokolls und dem Festlegen der Agenda beginnt. Je nach Ausmaß der durch die Therapiestunde ausgelösten Belastung muss das Ende der Einzelsitzung rechtzeitig eingeleitet werden („wind-down"). Aufgrund der engen therapeutischen Beziehung sollte ein Drittel der gesamten zur Verfügung stehenden Therapiezeit dem Ausschleichen der Therapie gewidmet werden. Und schließlich ist in den strukturellen Strategien auch festgelegt, dass, wann immer eine Emotion des Patienten wahrnehmbar ist, diese fokussiert werden sollte.

- *Strategien zur Problemerhebung* dienen der Vorbereitung von Lösungen durch das genaue Erfragen und Verstehen der zugrunde liegenden Probleme. Hierzu zählen das genaue Erfragen der primären Emotion und das Erstellen der Verhaltensanalyse genauso wie die Entwicklung von Hypothesen über die Funktonalität eines bestimmten Verhaltens.

Problemlösung, Kontingenzmanagement zur Veränderung

- *Strategien zur Problemlösung* beinhalten unter anderem die Vermittlung grundlegender Informationen über die Therapie und des ätiologischen Modells. Des Weiteren zählen zu den Problemlösestrategien das Einholen eines Commitments für ein bestimmtes Vorgehen, einschließlich der Nicht-Suizid-Vereinbarung, sowie die Vermittlung bestimmter Veränderungsinterventionen inklusive Fertigkeiten.
- *Strategien zum Kontingenzmanagement* dienen dem Aufbau von funktionalem Verhalten durch positive und negative Verstärkung sowie dem Abbau von dysfunktionalem durch Löschung und Bestrafung. Letzteres kommt immer dann zum Einsatz, wenn Verstärkung allein nicht mehr ausreicht. Dies ist zumeist bei gefährlichem Verhalten, welches sofort beendet werden muss, der Fall. Mögliche aversive Konsequenzen, die zum Einsatz kommen können, sind z. B. die In-Aussicht-Stellung einer Therapiepause oder gar des Therapieendes; aber auch das Deutlichmachen der Grenzen des Therapeuten, wie z. B. des Genervtseins angesichts der fünften Verhaltensanalyse in Folge.

Wahrnehmung und Ausdruck der Grenzen des Therapeuten sind wesentlich

Beispieldialog: Vermittlung des Genervtseins des Therapeuten

(Nachdem gemeinsam das Wochenprotokoll besprochen worden ist, benennt der Therapeut beim Erstellen der Agenda für die Therapiestunde sein eigenes Anliegen.)

Th.: Frau K., ich muss mit Ihnen heute etwas Dringendes besprechen. Ich würde vorschlagen, dieses zu besprechen, bevor wir dann zu den anderen Themen kommen.
Pat.: Ui, dann scheint es ja wichtig zu sein.

(Nachfolgend holt der Therapeut das Commitment der Patientin für dieses Vorgehen ein.)

Th.: Ja, das ist es. Wäre dieses Vorgehen so in Ordnung für Sie?
Pat.: Bleibt mir eine andere Wahl?

Th.: *(Therapeut lehnt sich zurück.)* Klar, Sie können sagen, dass Sie das nicht hören wollen, was ich Ihnen zu sagen habe; dass Sie das schlichtweg nicht interessiert. *(Patientin lächelt.)* Wollen Sie es wirklich hören?

Pat.: Wäre komisch, wenn mich das nicht interessieren würde, oder?

Th.: Ja, irgendwie schon. Soll ich loslegen?

Pat.: Ja.

Th.: *(Therapeut lehnt sich nach vorne.)* Also, ich habe gemerkt, als ich bei der letzten Supervision wieder von Ihrem selbstverletzenden Verhalten berichtet habe, dass ich von dem beständigen Besprechen der Verhaltensanalysen langsam echt genervt bin.

Pat.: Sie auch?

Th.: *(Therapeut lehnt sich wieder zurück.)* Ja.

Pat.: Na, dann können wir die Verhaltensanalyse doch weglassen?

Th.: Na ja, dann würden wir aber nicht mehr das machen, was wir eigentlich vereinbart haben. Und Sie haben mich ja dafür engagiert, dass ich effektive und nicht ausschließlich nette Therapie mit Ihnen mache, oder?

Pat.: Hmm ...

Th.: Was heißt „Hmm ...“?

Pat.: Na ja, dass Sie wohl Recht haben.

Th.: Sicher?

Pat.: Ja.

Th.: Und was bedeutet das dann für das weitere Vorgehen?

Pat.: *(Pause)* Dass ich das selbstverletzende Verhalten reduzieren soll?

Th.: Ja, das wäre eine Möglichkeit. Allerdings fürchte ich, dass allein eine Reduktion nicht ausreicht.

Pat.: Sie meinen, ich soll ganz aufhören?

Th.: So sieht es aus. Denn nur dann können wir längerfristig endlich mal was anderes Besprechen als Verhaltensanalysen ... *(Therapeut lehnt sich noch weiter zurück.)* ... es sei denn, Sie haben zum Ziel, sich und mich weiter mit Verhaltensanalysen zu nerven.

Das deutliche Ansprechen der eigenen Grenzen dient vor allem dem Wohl des Therapeuten, weniger dem unmittelbaren Wohl des Patienten. Auch wenn von den meisten Patienten (und Therapeuten) die klare Benennung der eigenen Grenzen als unangenehm empfunden wird, wirkt sich dieses Vorgehen des Therapeuten langfristig positiv für die Therapie und damit für den Patienten aus. Da gerade NSSV und die Auswirkungen desselben sehr belastend für den Therapeuten sein können, sorgt der Therapeut über seine Selbstoffenbarung, dass er stets arbeitsfähig bleibt. Gleichzeitig fungiert der Therapeut als Modell im Umgang mit den eigenen Grenzen. Und schließlich zeigt er mit seinem Verhalten, dass er den Patienten für belastungsfähig hält, für einen Menschen, den er genauso behandelt, wie jeden anderen Menschen auch.

Merke

Der Therapeut ist dafür zuständig, dass der Patient ihn ordentlich behandelt.

Expositionsstrategien und kognitive Strategien sind konkrete Veränderungsinterventionen

Der Einsatz von *Expositionsstrategien* dient der unmittelbaren Erfahrbarmachung von Veränderungsprozessen. Es können sowohl standardisierte, d.h. explizite, wie auch implizite Expositionsstrategien zum Einsatz kommen. Erstere finden beispielsweise bei der Traumaexposition Anwendung, zweitere bei der beständigen Konfrontation mit den primären Emotionen und dadurch mit sich selbst.

Zu den *kognitiven Strategien* zählt das Aufzeigen möglicher Konsequenzen eines bestimmten Verhaltens (z.B. „Wenn Sie sich weiterhin selbst verletzen, werde ich zunehmend genervt sein."), das Aufzeigen und Hinterfragen dysfunktionaler Denkstile (z.B. „Ich bin ein Versager!"), aber auch die klassische kognitive Umstrukturierung.

Validierungsstrategien sind Grundlage für Veränderungsprozesse

Durch den Einsatz von *Validierungsstrategien* soll der jeweilige subjektive Sinn im Erleben und Verhalten des Patienten herausgearbeitet werden, um ihm aktiv zu vermitteln, dass seine Reaktionen nachvollziehbar sind. Validierungsstrategien sind die Grundlage für alle Veränderungsprozesse; erst, wenn der Patient sich vom Therapeuten verstanden und in seinem Leid ausreichend gewürdigt fühlt, wird er bereit sein, sich für mögliche Veränderungen zu öffnen. Der Fokus bei der Validierung liegt immer auf den Emotionen des Patienten, denn nur hierüber entsteht ein wirklich tiefes Gefühl von Sich-verstanden-Fühlen – mit dem langfristigen Ziel, dass der Patient am Ende der Therapie in der Lage ist, sich selbst so anzunehmen, wie er ist. „Verstehen" des Gegenübers bedeutet damit immer vor allem ein emotionales und weniger ein kognitives Verstehen. Validierung setzt die Fähigkeit und die Bereitschaft des Therapeuten voraus, sich empathisch und emotional in den Patienten einzufühlen. Hilfreich kann hierbei die an sich selbst gestellte Frage sein: „Wie mag sich mein Gegenüber gerade fühlen?" bzw. „Wie mag sich mein Gegenüber in dieser Situation gefühlt haben?" Im Rahmen der Validierung erfragt der Therapeut so genau die Umstände der Situation und das Befinden des Patienten, bis er sich ein klares Bild machen kann, wie es dem Patienten genau ergangen ist bzw. gerade ergeht. Dabei ist der Therapeut gänzlich wertfrei, versucht nur, den Patienten genau zu verstehen. Genau diese Fragen eröffnen schließlich die Möglichkeit zu Mitgefühl, der entscheidenden Grundlage für tiefgreifende, emotionale Validierungen von Leid.

Eine gut umgesetzte Validierung führt zu einer Reduktion der Anspannung und damit der emotionalen Erregung; oder anders formuliert: Indem die Emotion „gesehen" wird, muss sie sich nicht mehr so deutlich, z.B. in Form von NSSV, zeigen. Hierüber werden neue Ressourcen frei, die der Patient für eine notwendige Problemlösung nutzen kann.

Merke

Wenn der Therapeut sein Gegenüber behandelt wie eine normale Person, wird sie sich langfristig wie eine normale Person verhalten. Behandelt der Therapeut hingegen sein Gegenüber wie ein Kind etc., wird sie sich langfristig verhalten wie ein Kind etc.

Reziproke und provokative Kommunikationsstrategien sinnvoll

Der Großteil der *Kommunikationsstrategien* dient dem Aufbau und der Festigung der therapeutischen Beziehung („reziproke Kommunikationsstrategien"). Hierzu zählt, dass der Therapeut wach und aufmerksam gegenüber den Befindlichkeiten und den Bedürfnissen des Patienten ist und, wenn sinnvoll, auf diese entsprechend reagiert (ihm z. B. Wasser bringt, wenn er durstig ist). Er hält Augenkontakt, spricht in „Wir"-Sätzen. Wenn therapeutisch sinnvoll, trifft sich der Therapeut auch mal außerhalb der Therapie mit dem Patienten, wobei dieses Vorgehen ausschließlich therapeutische Ziele, nämlich die Förderung und die Verstärkung funktionalen Verhaltens verfolgt.

Beispiel

Die Patientin verletzt sich wöchentlich, worüber wöchentliche Verhaltensanalysen besprochen werden müssen. In der achten Woche erwähnt der Therapeut, dass langsam seine Grenzen erreicht sind und er eine Auszeit von dem NSSV und den damit einhergehenden Verhaltensanalysen braucht. Er bietet der Patientin an, sollte sie drei Monate ohne NSSV schaffen, dass er sich mit ihr anschließend einmalig in einem Café zum Backgammonspiel trifft; derjenige, der verliert, zahlt den Kaffee.

Der kleinere Teil der Kommunikationsstrategien sind provokante Strategien. Diese haben weniger die Stabilisierung der therapeutischen Beziehung zum Ziel, als dem Patienten zu helfen, Bewegung in seine Verhaltensmuster zu bringen. Aus Angst neigen die meisten Patienten dazu, sich möglichst wenig zu bewegen, halten starr am alten Verhalten fest. Veränderungen sind aber nur möglich, wenn Bewegung stattfindet. Zu den provokanten Strategien zählen z. B. die direkte, gegebenenfalls schonungslose Konfrontation mit dysfunktionalem Verhalten (z. B. „Ich halte dieses Vorgehen von Ihnen für einen ganz großen Blödsinn!"), direkte Provokationen (z. B. „Haben Sie eigentlich einen Vertrag mit der Firma Gillette?") oder das ganz detaillierte Erfragen des selbstverletzenden Verhaltens.

Beispieldialog: Detaillierte Erfragung des selbstverletzenden Verhaltens

Th.: Wo haben Sie sich genau selbst verletzt?
Pat.: Hier, am linken Oberarm.
Th.: Wo genau?
Pat.: Hier oben. *(Die Patientin deutet mit dem Finger auf die Stelle; da sie einen Pullover anhat, ist es allerdings nicht möglich, die Wunde und den Verband direkt zu sehen.)*
Th.: Mit was haben Sie sich denn verletzt?
Pat.: Mit einer Rasierklinge.
Th.: Was für eine Rasierklinge?
Pat.: Na, die üblichen von Gillette. Das wissen Sie doch.
Th.: Stimmt. Wo haben Sie die Rasierklinge hergehabt?
Pat.: Die war in meinem Nachtkästchen.
Th.: War die noch steril verpackt oder schon mal benutzt?
Pat.: *(Pause)* Schon mal benutzt.
Th.: Haben Sie die Rasierklinge vorher sterilisiert?
Pat.: *(Pause)* Nee.
Th.: *(Pause)* Das ist jetzt nicht Ihr Ernst?!
Pat.: Hmm ... So richtig schlau ist das in der Tat nicht.
Th.: Nee, das kann man wirklich nicht sagen. *(Pause. Der Patientin ist das Gespräch zunehmend peinlich.)* Wie viele Schnitte haben Sie sich denn zugefügt?
Pat.: Fünf.
Th.: Wie lange sind die einzelnen Schnitte? *(Die Patientin zeigt mit den Fingern, wie lange die Schnitte jeweils sind.)* So ungefähr fünf bis sechs Zentimeter.
Pat.: Hmm ... Könnte hinkommen.

Das konfrontative und exakte Erfragen erhellt die Funktionalität und die Folgen

Th.: Wie machen Sie denn das ganz genau? Setzen Sie die Rasierklinge an und drücken dann rein oder holen Sie so richtig Schwung?
Pat.: *(Pause)* Ich setze die Rasierklinge so an und drücke dann rein.
Th.: Wie tief waren denn die Schnitte?
Pat.: So, dass sie genäht werden mussten.
Th.: Alle fünf?
Pat.: Ja.
Th.: Schätzen Sie mal, wie tief waren die einzelnen Schnitte?
Pat.: Einen halben Zentimeter?
Th.: Schauen Sie sich die Wunden dabei genauer an?
Pat.: Ja.
Th.: Was sehen Sie dann?
Pat.: Das Blut.
Th.: Ist das wichtig für Sie, dass Sie das Blut sehen?
Pat.: Irgendwie schon.

Th.: Nun kommt das Blut ja zumeist etwas verzögert. Was sehen Sie, bevor die Wunde blutet?
Pat.: Ich weiß nicht ...
Th.: Sehen Sie, wie die Wunde sich öffnet, sehen Sie Fettgewebe, Muskelgewebe, möglicherweise auch Sehnen? An der Stelle, wo Sie geschnitten haben, ist ja nicht sonderlich viel Fleisch.
Pat.: *(Pause)* Ich weiß nicht ...
Th.: Sehen Sie womöglich auch den Knochen?
Pat.: *(Pause)* Nee, das nicht.
Th.: Riecht die Wunde nach etwas.
Pat.: Ja, wenn das Blut kommt; das riecht.
Th.: Ist das angenehm für Sie?
Pat.: Ich weiß nicht. Vielleicht irgendwie schon.
Th.: *(Pause. Der Patientin ist die Situation deutlich unangenehm. Therapeut lehnt sich zurück.)* Sie sehen gerade etwas blass aus.
Pat.: Ja, es ist mir sehr unangenehm, wenn Sie so genau nachfragen.
Th.: Mir auch. Wollen Sie das eigentlich?
Pat.: Nee.
Th.: Ich muss so genau nachfragen, weil ich genau verstehen muss, was Sie da eigentlich machen. Denn deswegen sind Sie ja bei mir, oder?
Pat.: Na ja, stimmt schon.
Th.: *(Nachfolgend arbeitet der Therapeut heraus, warum die Patientin sich gerade fünf Schnitte zugefügt hat. Über diese Frage wird die kurzfristige Funktionalität des selbstverletzenden Verhaltens deutlich.)* Warum haben Sie sich gerade fünf Schnitte zugefügt?
Pat.: Hmm ... ich weiß nicht ... weniger hätten nicht gereicht.
Th.: Hätten nicht gereicht für was?
Pat.: *(Pause)* Dass ich wieder klar denken kann. Vorher konnte ich ja nichts anderes mehr machen.
Th.: Ah, o.k., Sie hören also auf, wenn Ihr Hirn wieder anfängt zu funktionieren, wenn Ihr präfrontaler Kortex wieder Zugriff auf das limbische System und Ihre Amygdala hat. *(Da der Therapeut in der Vorbereitungsphase das ätiologische Modell erklärt hat, kann er hier darauf zurückgreifen; vgl. hierzu Kap. 4)*

Provokative Kommunikation setzt gute und belastungsfähige Beziehung voraus, doch damit wird kein Ärger kommuniziert

Der Therapeut erfragt das selbstverletzende Verhalten, als ob es ein ganz normales Verhalten ist, ist nicht geschockt, vermeidet keine Frage. Damit behandelt der Therapeut die Patientin explizit nicht wie ein „Porzellanpüppchen", sondern führt ihr das ganze Ausmaß ihres Verhaltens schonungslos vor Augen. Dieses Vorgehen empfiehlt sich auch besonders bei Patienten, die mit dem selbstverletzenden Verhalten „kokettieren", die tatsächliche Auseinandersetzung mit dem Verhalten aber vermeiden. Grundvoraussetzung für ein solches Vorgehen ist allerdings eine gute und belastungsfähige Beziehung; d.h., der Therapeut sollte sich bei diesem Vorgehen stets der Grenze der Belastbarkeit dieser Beziehung bewusst sein. Dieses Vorgehen sollte generell nicht gewählt werden, wenn das genaue Nachfragen eine Verstärkung des selbstverletzenden Verhaltens darstellt. Dies ist nur selten der Fall, kann aber beispielsweise bei Patienten mit stark ausgeprägten histrionischen Persönlichkeitsanteilen vorkommen. Bei dieser Klientel ist es dann sinnvoll, die anschließenden Reaktionen der Umgebung (z. B. Partner) und deren Auswirkungen auf den Patienten genauestens zu erfragen (z. B. „Wie war das für Sie, als Sie die weit aufgerissenen Augen Ihres Partners gesehen haben?" „Was ist für Sie angenehm daran?").

Merke

Erfragen Sie das selbstverletzende Verhalten so detailliert wie möglich.

Es ist uns wichtig zu erwähnen, dass die provokanten Kommunikationsstrategien niemals angewandt werden sollten, um seinem Ärger auf den Patienten indirekt Ausdruck zu verleihen. Dies führt in den meisten Fällen zu echten Missverständnissen und ist keinesfalls eine Art der Kommunikation, die vermittelt werden sollte. Sollte einem Therapeuten trotzdem mal ein solcher Fehler unterlaufen – was nicht sonderlich außergewöhnlich wäre – dann ist es angebracht, sich hierfür zu entschuldigen. Generell sollte Ärger immer direkt und vor allem unmittelbar geäußert werden.

Dialektische Strategien nutzen Spannungen für die Veränderungen

Die *dialektischen Strategien* dienen dem Erzeugen einer ausreichenden Spannung und Energie, die für den angestrebten Veränderungsprozess notwendig ist. Beispielsweise zeigt der Therapeut beide Pole eines Umstandes auf, ohne eine direkte Lösung anzubieten (z. B. „Zum einen habe ich den Eindruck, dass Sie das selbstverletzende Verhalten möglichst schnell aufgeben wollen, zum anderen habe ich aber auch den Eindruck, dass Sie daran festhalten, als ob es keine Alternative gibt."). Der Therapeut ist, wo sinnvoll und möglich, flexibel, gleichzeitig wahrt er, wann immer nötig, Stabilität und Struktur (z. B. „Wenn Sie mir zusagen können, sich zwei Wochen lang nicht selbst zu verletzen, dann biete ich Ihnen an, dass wir heute auf die Verhaltensanalyse verzichten. Sollte es aber zu einer erneuten Selbstverletzung kommen, müssen wir uns sowohl die alte wie auch die neue Verhaltensanalyse anschauen."). Auf der kommunikativen Ebene balanciert der Therapeut in Abhängigkeit vom Verhalten des Patienten freundliches und zugewandtes Verhalten mit zurückhaltendem, gelegentlich sogar garstigem und provokantem Verhalten aus. Zu den dialektischen Strategien zählt auch der Einsatz von Humor und Leichtigkeit, welche einen Gegenpol zum erlebten Leid des Patienten darstellen. Damit balancieren die dialektischen Strategien den Einsatz von akzeptanzbasierten und veränderungsorientierten Interventionen aus, halten die Therapie und den Patienten fortwährend in Bewegung.

4.5 Die therapeutische Beziehungsgestaltung

Die therapeutische Beziehung ist unmittelbares Ergebnis der im Kapitel 4.4 dargestellten therapeutischen Strategien; sie stellt zum einen den Boden dar, auf dem sich Therapeut und Patient bewegen, zum anderen ist sie aber auch therapeutisches Instrument. Je angstbesetzter die Veränderung, desto tiefgreifender muss die Beziehung sein. Die Beziehungsgestaltung ist damit ungewöhnlich intensiv und verbindlich. Sie ist herzlich, freundlich und authentisch. Häufig traut sich der Patient nur auf Grundlage dieser belastungsfähigen Verbindung neues Verhalten zu. Gleichzeitig ist die therapeutische Beziehung nichts Selbstverständliches; der Therapeut ist weder Vater noch Mutter des Patienten, die therapeutische Beziehung gibt es nicht bedingungslos. Nur für den Fall, dass der Therapeut tatsächlich die Möglichkeit hat, wirksam zu helfen, kann die Therapie beginnen bzw. fortgesetzt werden.

Gute, belastungsfähige, positive Beziehung ist Grundlage für Prozess und Veränderung

Der Therapeut verstärkt funktionales, zielführendes Verhalten immer über die Beziehung (z. B. „Gerade, weil Sie so ehrlich sind, arbeite ich so gerne mit Ihnen zusammen."). Gleichzeitig „bestraft" er dysfunktionales Verhalten, indem der Kontakt kürzer und unangenehmer wird, indem er sich zurückzieht, harsch und kurz angebunden reagiert. Der Therapeut reagiert damit fortwährend hochauthentisch, zeigt seine Freude bei funktionalem Verhalten, seinen Unmut bei dysfunktionalem Verhalten. Er zeigt sich als menschliches Wesen mit all seinen Schwächen und Grenzen, vertraut dem Patienten, damit verantwortungs- und respektvoll umzugehen.

Merke

Der Therapeut gibt dem Patienten Zuwendung, Wärme und Geborgenheit für funktionales Verhalten, bei dysfunktionalem Verhalten zieht sich der Therapeut hingegen zurück. Oder anders formuliert: Der Therapeut ist zuständig für funktionales, aber nicht für dysfunktionales Verhalten.

Die therapeutische Beziehung gleicht einer dialektischen Wippe, auf der einen Seite sitzt der Therapeut und auf der anderen Seite der Patient. Wann immer der Patient sich auf der Wippe nach hinten bewegt – z. B. indem er dysfunktionales Verhalten zeigt –, bewegt sich auch der Therapeut nach hinten. Bewegt sich der Patient nach vorne, bewegt sich auch der Therapeut nach vorne. Damit ist der Therapeut zum einen um Ausgleich und Balance bemüht, gleichzeitig hält er damit aber auch die Wippe in Bewegung.

Beziehungsgestaltung entspricht einer dialektischen Wippe

Beispieldialog: Einsatz der dialektischen Wippe

Pat.: Ich habe keine Lust mehr, alles ist Mist, Skills helfen nicht, Sie helfen nicht, nichts hilft.
Th.: Oh weh, das hört sich jetzt aber sehr kritisch an.

Pat.: Das können Sie aber laut sagen!

Th.: *(Therapeut lehnt sich nach hinten. Der Patient befindet sich mit seiner Äußerung sehr weit hinten auf der Wippe; um die Balance wiederherzustellen, begibt sich der Therapeut ebenfalls an das Ende der Wippe.)* Also lieber die Therapie abbrechen?

Pat.: Ja ... und nein, dass auch wieder nicht.

Th.: *(Therapeut lehnt sich nach vorne. Sobald sich der Patient wieder nach vorne auf der Wippe bewegt, bewegt sich der Therapeut auch nach vorne.)* Wie jetzt? Also doch weitermachen?

Pat.: Was soll ich denn sonst machen?

Th.: Kann es sein, dass es für Sie gerade so richtig schwierig ist? Das alte Verhalten haben Sie schon weitgehend eingestellt, das neue Verhalten hilft aber noch nicht so gut? Und darüber kommen Sie gerade so richtig in Not?

Pat.: Ja. Und das ist nicht aushaltbar!

Th.: Was ist nicht aushaltbar?

Pat.: Einfach alles!

Th.: *(Therapeut lehnt sich nach hinten. Der Therapeut „bestraft" dysfunktionale Äußerungen bzw. Verhalten.)* Das heißt, die Gefühle und alles andere also lieber wieder wegschneiden? So wie früher?

Pat.: Mann, Sie sind vielleicht anstrengend!

Th.: Das stimmt! Wie Therapeuten eben so sind.

Pat.: Aber was soll ich denn machen?

Th.: *(Therapeut lehnt sich nach vorne. Der Therapeut verstärkt die Anfrage um Unterstützung.)* Das heißt, Sie brauchen noch Unterstützung für den Umgang mit Ihren Gefühlen?

Wenn der Therapeut und der Patient gut, d.h. miteinander anstatt gegeneinander „wippen", dann gleicht die Therapie einem energiegeladenen Tanz. Die Folge ist, dass der Therapeut sich wenig belastet fühlt, die Gefahr eines Ausbrennens verringert ist, ja, die Therapie sogar deutlichen Spaß bereitet. Die damit einhergehende Leichtigkeit wiederum kann notwendig sein, auch schwierige und belastende Momente „unbeschadet" zu überstehen.

4.6 Probleme bei der Durchführung

Die Behandlung von Patienten mit NSSV birgt spezifische Herausforderungen, die gelegentlich zu Problemen bei der Durchführung der Therapie führen können. Vor allem die zugrunde liegende Emotionsregulationsstörung und die daraus resultierende hohe Sensitivität und hohe Emotionalität der Patienten stellen die Therapeuten immer wieder vor Probleme. Werden allerdings bestimmte Grundprinzipien berücksichtigt, kann auch die Therapie mit Patienten mit NSSV sehr erfolgreich und mit viel Freude an der Arbeit durchgeführt werden. Nachfolgend werden die häufigsten Probleme und der mögliche Umgang damit benannt.

Folgende Probleme (mit möglichen Lösungen) sind in der Therapie mit Patienten mit NSSV häufig zu beobachten:

- *Der Therapeut hat Angst, dass der Patient einen Suizidversuch begeht.* Es wird mit dem Patienten vereinbart, sich während der Therapiezeit nicht umzubringen (vgl. Nicht-Suizid-Verpflichtung in Kap. 4.2.1). Eine einmal gegebene Zusage des Patienten wird vom Therapeuten nicht aktiv infrage gestellt (z. B. „Können Sie noch für sich garantieren?"), da diese das Commitment des Patienten konterkarieren würde. Bei Bedarf wird an die Vereinbarung erinnert (z. B. „Ich verlasse mich auf Ihre Entscheidung.", „Ich vertraue Ihrer Zusage.").
- *Der Therapeut hat Angst, dass der Patient sich in einem Ausmaß selbst verletzt, dass er daran verstirbt.* Der Therapeut verlässt sich auf die Zusage des Patienten, kein Verhalten durchzuführen, welches sein Leben akut gefährdet (vgl. Nicht-Suizid-Verpflichtung in Kap. 4.2.1). Gegebenenfalls erinnert er den Patienten daran, dass die Verantwortung, dass ein solches Verhalten nicht stattfindet, der Patient trägt; im Zweifelsfall wird der Therapeut das Verhalten als Suizidversuch einordnen.
- *Der Therapeut hat Angst, dass der Patient selbstverletzendes Verhalten als Kommunikationsmittel einsetzt, z. B. dass der Patient den Therapeuten hierüber versucht, zu erpressen (z. B. „Wenn Sie in den Urlaub fahren, kann ich für nichts mehr garantieren.").* Die Grundhaltungen 1 und 5 (vgl. Kap. 4.1) machen deutlich, dass die Motivation zu selbstverletzendem Verhalten in der zugrunde liegenden Not des Patienten zu suchen ist, weniger in der Absicht, sich manipulativ zu verhalten. Trotzdem sollte darauf geachtet werden, dysfunktionales Verhalten beispielsweise nicht durch Zuwendung zu verstärken.

NSSV ist immer Ausdruck der Not des Patienten; Therapeut muss sich bewusst sein, ob die Erfragung des NSSV verstärkenden oder bestrafenden Charakter hat

- *Die Auseinandersetzung mit NSSV, und hier insbesondere das genaue Erfragen des Vorgangs der Selbstverletzung, belastet den Therapeuten.* Das genaue Erfragen des NSSV kann durchaus sehr belastend für den Therapeuten sein, aber auch für den Patienten. Je nach Belastungsgrad werden über die häufige Durchführung von Verhaltensanalysen die Grenzen des Therapeuten früher oder später erreicht. Wann auch immer diese drohen, erreicht zu werden, ist der Therapeut verpflichtet, diese Grenze dem Patienten kundzutun und ihm dabei zu helfen, diese Grenzen einzuhalten (vgl. Kap. 4.3 und Kap. 4.4 zum Kontingenzmanagement).
- *Die Auseinandersetzung mit selbstverletzendem Verhalten, und hier insbesondere das genaue Erfragen des Vorgangs der Selbstverletzung, verstärkt das NSSV des Patienten.* Das genaue Erfragen des NSSV hat immer zum Ziel, das dysfunktionale Verhalten genau zu verstehen und damit eine profunde Grundlage für die Entwicklung einer Lösung zu erstellen. In den meisten Fällen wird das genaue Erfragen des Problemverhaltens als beschämend emp-

funden. Sollte es hierüber aber trotzdem zu einer Verstärkung des NSSV kommen, wie dies z. B. bei histrionischen Patienten der Fall sein kann, sollte das detaillierte Erfragen des Problemverhaltens unterlassen werden (vgl. Kap. 4.4 zu provokanten Kommunikationsstrategien).

Der Einsatz aversiver Konsequenzen ist häufig das einzige Mittel, um dem Patienten zu helfen, die Angst vor Veränderungen zu überwinden

- *Der Therapeut bezweifelt den Nutzen aversiver Konsequenzen.* Für viele Therapeuten ist der Einsatz aversiver Konsequenzen schwierig. Manche sind der Meinung, dass sich dadurch die therapeutische Beziehung verschlechtern könnte, andere plagen moralische Skrupel, wiederum andere bezweifeln deren Nutzen. Allerdings sind aversive Konsequenzen neben den anderen Möglichkeiten des Kontingenzmanagements häufig die einzige Möglichkeit, den Patienten dazu zu motivieren, seine Angst zu überwinden und neue Erfahrungen zu machen. Die In-Aussicht-Stellung aversiver Konsequenzen ist vor allem dann nötig, wenn es um gefährliches Verhalten geht, welches unmittelbar beendet werden muss (vgl. Kap. 4.4 zum Kontingenzmanagement).
- *Der Therapeut befürchtet Schaden für die therapeutische Beziehung, wenn er sich authentisch verhält (z. B. „Wenn ich sage, dass mich das Verhalten nervt, dann bricht der Patient die Therapie ab.“).* Es ist genau das Gegenteil zu erwarten. Indem der Therapeut sich authentisch verhält, vermittelt er dem Patienten gegenüber Vertrauen und Offenheit, behandelt ihn wie eine normale Person (vgl. Kap. 4.4 zu Validierungsstrategien). Wichtig allerdings ist, dass der Therapeut seine Emotionen in der therapeutischen Beziehung stets kontrollieren kann. Sollte der Therapeut beispielsweise aufgrund des Verhaltens des Patienten nachhaltig wütend sein, hat der Therapeut es in der Regel versäumt, dem Patienten frühzeitig seine Grenzen mitzuteilen. Der Therapeut muss nun darauf achten, seinen Ärger nicht indirekt seinen Patienten spüren zu lassen, z. B. indem er besonders viele provokative Kommunikationsstrategien zur Anwendung bringt (vgl. Kap. 4.4 zu Kommunikationsstrategien). Stattdessen sollte sich der Therapeut dafür entschuldigen, dass er seine Grenzen nicht früh genug erkannt und deutlich gemacht hat. Und genau diese Entschuldigung ist es, die wiederum Beziehung stiftet. Es wird keinen Therapeuten geben, der keine Fehler macht. Die Kunst ist es, mit diesen Fehlern sorgsam und offen umzugehen und darüber als Modell im Umgang mit seiner eigenen Fehlbarkeit zu fungieren.
- *Der Therapeut befürchtet eine Wiederholung von traumatisierendem Verhalten, wenn er sich „strafend“ und/oder distanziert zeigt, wenn er mit aversiven Konsequenzen arbeitet.* Im Unterschied zu traumatisierenden Verhaltensweisen, wie sie viele Patienten in ihrer Kindheit erlebt haben, verhält sich der Therapeut weder willkürlich noch unberechenbar. Das Verhalten des Therapeuten wird stattdessen transparent in seiner Funktionalität kommuniziert, befindet sich immer in Übereinstimmung mit den Therapiezielen des Patienten. Der Therapeut unterstützt daher den Patienten in seiner Zielerreichung, indem er funktionales Verhalten über die therapeutische Beziehung verstärkt, dysfunktionales Verhalten hingegen nicht. Stattdessen

zeigt der Therapeut seine authentische Reaktion auf das dysfunktionale Verhalten des Patienten (vgl. Kap. 4.5).

- *Der Therapeut wendet vorrangig nur eine therapeutische Intervention an, d. h. er betont zu stark die Akzeptanz oder zu stark die Veränderung.* Insbesondere unerfahrene Therapeuten bringen häufig vorrangig nur eine Intervention zur Anwendung. Beispielsweise kommen nur Validierungsstrategien zur Anwendung aus Angst, den Patienten zu stark zu konfrontieren. Oder sie fokussieren und drängen auf Veränderungen, obwohl der Therapeut (und der Patient) das eigentliche Problem noch gar nicht verstanden hat. Häufig ist auch, dass der Therapeut eine Veränderungsintervention zu früh abbricht, weil er die entstandene Spannung beim Patienten nicht mehr aushält (z. B. drängt der Therapeut aus diesem Grund nicht konsequent genug auf ein Aufgeben des selbstverletzenden Verhaltens). Aufgabe des Therapeuten ist es, beide Interventionen durch den Einsatz entsprechender Strategien spielerisch zur Anwendung kommen zu lassen; dies gelingt am besten, wenn der Therapeut sich sehr authentisch verhält (vgl. Grundhaltung 6 in Kap. 4.1 sowie Kap. 4.4 zu dialektischen Strategien).
- *Dem Therapeuten fällt es schwer, sich in das Verhalten des Patienten hineinzuversetzen. Der Therapeut tut nur so, als ob er „versteht".* Manchmal fällt es schwer, in der heutigen Gesellschaft, in welcher ein unversehrter Körper eine solch große Rolle spielt, tatsächlich die Motivation für NSSV nachzuvollziehen. Stellt der Therapeut allerdings all seine Annahmen und Vorurteile für einen Moment zur Seite und lässt sich ausschließlich auf die Erfahrungswelt des Patienten ein, wird sich zeigen, dass NSSV ein hoch nachvollziehbares Verhalten darstellt. Hüten sollte sich der Therapeut allerdings vor floskelhaften Äußerungen, wie z. B. „Das verstehe ich". Allzu häufig haben Patienten diese Äußerung vernommen und haben gleichzeitig die Erfahrung gemacht, dass ihr Gegenüber sie nicht verstanden hat. Es ist daher hilfreich, dass der Therapeut hinzufügt, was er tatsächlich verstanden hat (z. B. „Das verstehe ich, dass Sie sich von dem Mann bedroht gefühlt haben, wenn er so gar nicht auf Ihre Abgrenzungsversuche reagiert hat"; vgl. Kap. 4.4 zu Validierungsstrategien).
- *Der Therapeut achtet nicht auf seine Grenzen.* Es ist Aufgabe des Therapeuten, dass seine Grenzen kommuniziert und respektiert werden. Es kann nicht erwartet werden, dass der Patient die Grenzen des Therapeuten errät. Versäumt der Therapeut die Vermittlung seiner Grenzen und gerät darüber in eine Situation, in welcher er zunehmend weniger gern mit dem Patienten zusammenarbeitet, trägt der Therapeut die Verantwortung hierfür; er hat den Patienten sozusagen in „das offene Messer laufen lassen". Zusammen mit den Supervisionssteilnehmern muss daher ein Teil der Aufmerksamkeit stets den Grenzen des Therapeuten gewidmet werden (vgl. Kap. 4.4 zum Kontingenzmanagement).

Therapeuten müssen persönliche Grenzen beständig wahrnehmen und kommunizieren

- *Der Therapeut lässt sich nicht ausreichend auf die Beziehung mit dem Patienten ein.* Viele Therapeuten haben Angst, sich in der therapeutischen Bezie-

Ein Drittel der Therapiezeit dient der Beendigung der Therapie

hung zu verstricken, den Patienten gar abhängig von sich zu machen. Gleichwohl ist die therapeutische Beziehung häufig das einzige, was den Patienten ermöglicht, sich auf neues Verhalten einzulassen, manchmal ist es sogar das einzige, was den Patienten am Leben hält. Zu Beginn der Therapie kann es daher sehr wohl gewollt sein, dass der Patient sein selbstverletzendes Verhalten wegen des Therapeuten aufgibt; nicht viele Patienten werden anfänglich das selbstverletzende Verhalten um ihrer selbst willen einstellen (vgl. Kap. 4.5). Gleichwohl ist die Angst der Therapeuten nicht ganz unbegründet, verlieren doch viele mit zunehmender Nähe der therapeutischen Beziehung die Fähigkeit, Verhalten zu zeigen, welches den Patienten für diesen Moment frustrieren oder möglicherweise sogar verärgern könnte. Gerade bei jungen Therapeuten besteht noch häufig der Wunsch, vom Patienten jederzeit gemocht zu werden; Gemochtwerden wird häufig gleich gesetzt mit erfolgreicher Therapie. Wie aber in jeder Beziehung bedarf es auch in der therapeutischen Beziehung der Auseinandersetzungen. Der beste Schutz vor einer solchen Art von Verstrickung ist die Supervision (vgl. Kap. 4.3.4). Als goldene Regel gilt darüber hinaus, dass ein Drittel der Therapiezeit dem Einleiten und der Umsetzung des Therapieendes gewidmet werden sollte (vgl. Kap. 4.4 zu strukturellen Strategien).

Spannungen aushalten und begleiten

- *Der Therapeut hält die emotionale Spannung, die z. B. durch das Aufgeben von selbstverletzendem Verhalten bei gleichzeitig noch nicht ausreichend etabliertem Alternativverhalten entsteht, nicht aus.* Im Rahmen des Veränderungsprozesses muss es zu einer Zunahme der Spannung des Patienten kommen; je größer die Angst des Patienten, desto größer wird die Spannung sein. Wird dieser Prozess zu frühzeitig unterbrochen, werden notwendige Veränderungsprozesse behindert, manchmal sogar verunmöglicht. Daher ist es die Aufgabe des Therapeuten, sich die Notwendigkeit, aber auch Produktivität dieser Spannung zu vergegenwärtigen und sich Strategien im Umgang damit zu überlegen. Gleichzeitig erhält er die nötige Unterstützung im Rahmen der Supervision (vgl. Grundhaltung 6 in Kap. 4.1, Kap. 4.3.4 sowie Kap. 4.4 zu dialektischen Strategien).

Feindseliges Verhalten nicht persönlich nehmen

- *Der Therapeut nimmt feindseliges Verhalten allzu persönlich.* Es ist durchaus möglich, dass der Patient durch die Belastung im Rahmen des therapeutischen Veränderungsprozesses wütend auf den Therapeuten wird, ihm Vorwürfe macht, sich in seiner Not nicht gesehen fühlt. Der Therapeut sollte sich im Klaren sein, dass dieses Verhalten ein (notwendiger) Bestandteil des Veränderungsprozesses ist. Sollte der Patient allerdings wütend auf den Therapeuten sein, weil er einen Fehler gemacht hat, ist es hilfreich, wenn der Therapeut dies unmittelbar zugibt und sich dafür entschuldigt. Aber auch, wenn der Therapeut keinen ersichtlichen Fehler gemacht hat und es sich bei der Wut des Patienten jedoch um ein primäres Gefühl handelt (z. B. weil der Patient das Verhalten des Therapeuten als unangemessen interpretiert hat), sollte diese angesprochen und validiert werden (vgl. Kap. 4.3.1).

- *Der Therapeut arbeitet mit dem Patienten inhaltlich, auch wenn er gerade aufgrund hoher Anspannung nicht in der Lage ist, klar zu denken.* Ab einer Spannung von >70 gilt es, dass der Patient Stresstoleranzfertigkeiten anwendet, um sich wieder in einen arbeitsfähigen Zustand zu bringen; sobald der Patient wieder arbeitsfähig ist, gilt die Aufmerksamkeit den primären Emotionen sowie deren Ursachen (vgl. Kap. 4.3.2).

Inhaltliches Arbeiten findet nur statt bei einer Anspannung <70 und einer Dissoziation <30

- *Der Therapeut macht Therapie, auch wenn der Patient dissoziiert ist.* Studienergebnisse konnten zeigen, dass Dissoziation aktive Lernprozesse behindert. Aus diesem Grund ist ein proaktiver Umgang mit Dissoziation von Seiten des Therapeuten sehr wichtig. Überschreitet der Dissoziationswert auf der Dissoziations-Spannungs-Skala akut (DSS akut; Stiglmayr et al., 2003) einen Wert von 30, sollte der aktuelle Prozess unterbrochen werden, um den Patienten dabei zu unterstützen, die Dissoziation zu reduzieren. Hilfreich ist zumeist der Einsatz von körperorientierten Fertigkeiten, wie z. B. Bewegung, leichtes Zwicken, Stresshocke, aber auch der Einsatz von Ammoniak.
- *Der Therapeut führt die Therapie fort, auch wenn keine Veränderungen stattfinden.* Die Therapie wird nur fortgesetzt, wenn sich diese als hilfreich bei der Zielerreichung erweist. Spätestens nach drei Monaten sollte hinsichtlich NSSV eine deutliche Reduktion, möglichst sogar das vollständige Aufgeben desselben, feststellbar sein. Der Therapeut macht diesen Umstand fortwährend deutlich und erhöht damit den Veränderungsdruck; gleichzeitig validiert er aber auch die Not des Patienten. Folgende Reaktionen auf fehlende Therapiefortschritte sind möglich, wobei die einzelnen Punkte aufeinander aufbauen:
  - Der Therapeut spricht seine Wahrnehmung an, dass die Therapie zunehmend stagniert, weitere Therapiefortschritte ausbleiben.
  - Der Therapeut macht deutlich, dass er zunehmend ärgerlich und frustriert ist.
  - Der Therapeut macht deutlich, dass er sich selbst zunehmend ratlos und hilflos fühlt.
  - Der Therapeut macht deutlich, dass die Gefahr besteht, dass die Therapie bei einem weiteren Ausbleiben des Therapieerfolgs sich als wirkungslos, als die falsche Wahl herausstellen könnte.
  - Der Therapeut macht deutlich, dass die Therapie bei einem weiteren Ausbleiben des Therapieerfolgs für eine Zeit lang ausgesetzt werden muss. Ziel der Therapiepause wäre, dass der Patient ausreichend Raum und Zeit erhält, um sich für oder gegen das Aufgeben des NSSV und damit für oder gegen eine Fortführung der Therapie zu entscheiden.
  - Der Therapeut vereinbart eine Therapiepause. Die Pause sollte minimal zwei Wochen, maximal drei Monate betragen. Es hat sich bewährt, dass noch vor der Therapiepause ein neuer Termin vereinbart wird. Kontakte während der Therapiepause, z. B. das Schreiben von E-Mails, können ermöglicht werden. Es ist möglich, sollte eine erste, kürzere The-

Fortsetzung der Therapie findet nur statt, wenn der Patient von der Therapie profitiert

rapiepause ohne Erfolg bleiben, eine längere Therapiepause nachfolgen zu lassen.
- Der Therapeut macht deutlich, dass in einem nächsten Schritt die Therapie beendet werden müsste.

Ein Suizidversuch gilt als deutlichstes Zeichen eines möglicherweise fehlenden Therapiefortschritts. Aus diesem Grund wird die Therapie im Anschluss an einen Suizidversuch unmittelbar beendet (vgl. Kap. 4.2.1).

- *Der Therapeut hält da, wo nötig, die Struktur nicht ein.* Die häufigste Strukturverletzung findet statt, wenn sowohl der Patient als auch der Therapeut aufgrund der anfänglich zahlreichen Verhaltensanalysen und der damit einhergehenden Frustration einem anderen Thema (z. B. Beziehungsprobleme des Patienten) den Vorrang geben. Es ist allerdings wichtig, die dynamische Behandlungshierarchie einzuhalten (vgl. auch Tab. 2 in Kap. 4.2.2), um die durch die Frustration entstehende Spannung für den gewünschten Veränderungsprozess zu nutzen.

Beispieldialog: Einsatz der dynamischen Behandlungshierarchie

Pat.: Ich habe echt keine Lust mehr auf die ständigen Verhaltensanalysen. Können wir nicht endlich mal was anderes besprechen?
Th.: Frau K., ich bin ja so Ihrer Meinung! Auch ich würde gerne endlich mal was anderes besprechen.
Pat.: Aber dann können wir doch heute gleich damit anfangen.
Th.: Ja, das wäre prima. *(Therapeut lehnt sich zurück.)* Allerdings dürfen wir das nicht, so funktioniert die Therapie nicht. Solange Sie sich selbst verletzen, bleibt uns keine andere Wahl.
Pat.: Hmm ...
Th.: Wollen Sie mir einen Gefallen tun?
Pat.: Was denn?
Th.: Sie sorgen dafür, dass Sie bis nächste Woche kein selbstverletzendes Verhalten zeigen und dann können wir nächste Woche besprechen, was Sie gerne möchten.

„Skills", Stresstoleranzfertigkeiten und sämtliche Fertigkeiten zur Spannungsreduktion

- *Der Patient sagt „Skills helfen nicht".* Hinter dieser Aussage finden sich zumeist zwei Denkfehler. Zum einen werden von vielen Patienten – und leider auch Therapeuten – „Skills" gleichgesetzt mit Stresstoleranzfertigkeiten. Zum anderen wird häufig erwartet, dass durch den alleinigen Einsatz von Stresstoleranzfertigkeiten sowohl der aktuelle Zustand als auch das zugrunde liegende Problem gelöst wird – frei nach dem Motto „Stell dich nicht so an, das ist alles nur ein Wahrnehmungsproblem!". Diese Überforderung der Skills (inhaltliche Einschränkung, Allheilserwartung) führt schnell dazu, dass der Patient enttäuscht und frustriert ist und den weiteren Einsatz von Skills ablehnt. Der Begriff „Skills" umfasst aber alle Fer-

tigkeiten, die zum Einsatz kommen können (vgl. Kap. 4.3.2). Stresstoleranzfertigkeiten sollen alleine in einem Spannungsbereich ab 70 eingesetzt werden und haben die ausschließliche Aufgabe, die Arbeitsfähigkeit wiederherzustellen. Sobald dies der Fall ist, müssen andere Fertigkeiten aus anderen Modulen zum Einsatz kommen, zumeist Fertigkeiten zur Emotionsregulation.
- *Der Patient ruft zu häufig an.* In den meisten Fällen liegt dies daran, dass der Therapeut mit dem Patienten am Telefon eine Therapie durchführt. Das Telefoncoaching dient allerdings allein der Skillsvermittlung und der geleiteten Skillsdurchführung. Das Telefonat sollte aus diesem Grund nicht länger als 10 Minuten, in Ausnahmefällen auch mal 15 Minuten andauern (vgl. Kap. 4.3.3). Ein weiterer Grund kann sein, dass der Therapeut seine Telefonzeiten und die zum Einsatz kommenden Medien (Telefon, SMS, E-Mail etc.) nicht klar definiert hat. Schließlich ist es auch möglich, dass der Patient im Sinne eines histrionischen Verhaltens seine Not übermäßig verdeutlichen muss. In diesem Fall ist es wichtig, dass der Therapeut mit seinen Grenzen sehr transparent umgeht und dem Patienten anbietet, ihm im Rahmen eines Kontingenzmanagements zu helfen, sein Verhalten besser steuern zu können (beispielsweise kann pro Woche nur 10 Minuten telefoniert werden; alle Zeit darüber hinaus wird von der Therapiestunde abgezogen) (vgl. auch Kap. 4.4 zum Kontingenzmanagement).
- *Es ist keine Fertigkeitengruppe vorhanden.* Zumeist aus strukturellen Gründen kann manchmal keine Fertigkeitengruppe angeboten werden. Da die Vermittlung von Fertigkeiten allerdings ein notwendiger Bestandteil der Therapie ist, kann darauf nicht verzichtet werden. Steht eine Gruppe nicht zur Verfügung, müssen die Fertigkeiten daher in der Einzeltherapie vermittelt werden. Bewährt hat sich, wenn jede dritte Woche ein zusätzlicher Termin zur Skillsvermittlung genutzt wird. Um die unterschiedlichen Vorgehensweisen von Einzeltherapie und Skillsvermittlung (entspricht dem pädagogischen Vorgehen in einer Schule) besser trennen zu können, sollten die beiden Termine möglichst an unterschiedlichen Tagen innerhalb der Woche stattfinden (vgl. Kap. 4.3.2).

Skills können auch in der Einzeltherapie vermittelt werden

4.7 Pharmakotherapie bei NSSV

Insgesamt muss festgehalten werden, dass die Pharmakotherapie keine wichtige Rolle bei NSSV spielt und die Evidenzlage sehr dünn ist. Auch im Kindes- und Jugendalter findet sich keine Evidenz für psychopharmakologische Maßnahmen.

Davon abgesehen empfehlen wir eine pharmakologische Begleitbehandlung bei bestimmten Komorbiditäten wie depressiven Störungen (SSRI) oder psychotischen Störungen (Antipsychotika) sowie, meistens im Sinne einer Bedarfsmedikation, bei anderweitig nicht mehr beherrschbarer Anspannung (hier z.B. Chlorprothixen oder Promethazin) oder bei ausgeprägten Schlafstörungen inklusive Albträumen.

5 Evaluation und wissenschaftliche Evidenz

Die meisten Studien wurden mit NSSV als primärem Outcome-Parameter durchgeführt, bei einigen wurde das Konstrukt „deliberate self-harm" (DSH) verwendet, welches nicht immer eindeutig suizidale von nichtsuizidalen Selbstverletzungen trennt. In den meisten Studien wurde Einzeltherapie angewandt. Eine Reihe von Studien wurde bei Patienten mit BPS durchgeführt.

Studien zur Wirksamkeit von Psychotherapie bei NSSV liegen vor

Zur klassischen kognitiven Verhaltenstherapie wurden zwei randomisiert-kontrollierte Studien durchgeführt, von denen eine bei BPS-Patienten keine signifikante Überlegenheit gegenüber der Kontrollgruppe ergab, die zweite einen stärkeren Rückgang von NSSV im Vergleich zur Kontrollgruppe im 9-Monats-Follow-up zeigte. Die Cognitive Analytic Therapy, ein multimodales Behandlungsprogramm für Jugendliche, das u.a. Problemlöse- und andere KVT-Elemente enthält, wurde in einer Studie an 15- bis 18-Jährigen mit mindestens zwei DSM-Kriterien der BPS gegen Good Clinical Care getestet und zeigte nach 24 Monaten keine signifikante Überlegenheit bzgl. NSSV-Frequenz. Die Manual-Assisted Cognitive Behavioral Therapy (MACT) ist eine Kombination aus KVT- und Problemlöseelementen über sechs Sitzungen; diese konnte in einer randomisiert-kontrollierten Studie bei der BPS ihre Überlegenheit in Bezug auf DSH nachweisen (vgl. Tab. 3).

Dialektisch-Behaviorale Interventionen dominieren und zeigen gute Evidenz

Zur Dialektisch-Behavioralen Therapie (DBT) liegen mehrere Studien mit NSSV als Zielkriterium vor. Die klassische DBT wurde in fünf kontrollierten Studien untersucht. Bis auf eine Studie an College-Studierenden mit mindestens drei DSM-Kriterien der BPS wurden alle an Patienten mit voll ausgeprägter BPS durchgeführt. In den Studien, in denen die DBT gegen Warteliste bzw. treatment-as-usual getestet wurde, zeigte sich eine Überlegenheit bzgl. des Rückgangs der NSSV-Frequenz, nicht jedoch in zwei Studien, in denen die DBT gegen Therapie durch Experten bzw. ein manualisiertes General Psychiatric Management getestet wurde. Die DBT-A, die speziell für Adoleszente konzipiert wurde, erbrachte in zwei Studien ebenfalls eine signifikante Abnahme von NSSV (vgl. Tab. 3).

Fragenkatalog zur Erhebung der Anamnese bei Vorliegen von NSSV

Folgende Aspekte sollten Gegenstand der Anamnese sein:

- Welches NSSV wird ausgeführt (z. B. Schneiden mit Rasierklinge)?
- An welchen Körperstellen wird NSSV durchgeführt (z. B. an den Unterarmen)?
  - Findet auch NSSV an intimen Körperstellen statt?
- Wird das NSSV nur einmalig oder mehrmalig innerhalb einer Selbstverletzungsaktion durchgeführt (z. B. wie viele Schnitte; sind auch andere Körperstellen betroffen)?
- An welchem Ort wird das NSSV vorzugsweise durchgeführt (z. B. im Bad)?
- Wie schwerwiegend ist das NSSV (ist z. B. anschließend eine chirurgische Behandlung notwendig; werden gelegentlich chirurgische Behandlungen nicht durchgeführt, obwohl indiziert)?
- Gibt es einen Zusammenhang zwischen NSSV und Suizidalität?
- Wie häufig wird NSSV durchgeführt?
- Seit wann wird NSSV durchgeführt?
  - Wann trat das NSSV erstmals auf und warum wurde es weiter ausgeführt?
  - Was war der Anlass für das erste NSSV?
- Gibt es noch weitere NSSV-Methoden (z. B. Kopf an die Wand schlagen, Verbrennen mit Zigaretten)?
- Was ist der häufigste Anlass von NSSV (z. B. hohe, unerträgliche Spannungszustände)?
- Was ist der Nutzen von NSSV (z. B. Spannungsreduktion)?
- Sind gelegentlich / häufig andere Personen während des NSSV zugegen (im selben Raum oder in der Nähe)?

Tabelle 3: Übersicht über Psychotherapiestudien

Therapieform	Autoren	Dauer und Setting (ambulant, falls nicht anders angegeben)	Diagnose	Fallzahl und Geschlecht (% Frauen)/ Alter	Ergebnis
Kognitive Verhaltenstherapie (KVT)	Davidson et al. (2006)	12 Monate + 12-Monate-Follow-up	BPS	106, 84 % 18–65 J.	Kein Unterschied bzgl. Zahl der Selbstverletzungen nach 12 und 24 Monaten
	Slee et al. (2008)	12 Sitzungen über ca. 5,5 Monate	NSSV	90, 94 % 15–35 J.	NSSV ↓ im 9-Monats-Follow-up
Cognitive Analytic Therapy	Chanen et al. (2008)	24 Sitzungen	mind. 2 BPS-Kriterien	78, 76 % 15–18 J.	Kein Unterschied bzgl. Frequenz von NSSV
Manual-assisted cognitive behavioral therapy (MACT)	Weinberg et al. (2006)	6 Sitzungen	BPS	30, 100 % 18–40 J.	DSH-Frequenz ↓
Emotion Regulation Group Intervention (ERGI)	Gratz et al. (2006)	14 Wochen	BPS	22, 100 % 18–60 J.	DSH-Frequenz ↓
	Gratz et al. (2011)	14 Wochen	DSH (74 % BPS)	23, 100 % 18–50 J.	DSH-Frequenz ↓
	Gratz et al. (2014)	14 Wochen	BPS	61, 100 % 18–60 J.	DSH-Frequenz ↓
Dialektisch-Behaviorale Therapie (DBT)	Verheul et al. (2003)	12 Monate	BPS	58, 100 % 18–70 J.	NSSV ↓
	Linehan et al. (2006)	12 Monate + 12-Monate-Follow-up	BPS	101, 100 % 18–45 J.	Kein Unterschied bzgl. Zahl der Selbstverletzungen nach 12 und 24 Monaten
	McMain et al. (2009)	12 Monate	BPS	180, 86 % 18–60 J.	Kein Unterschied bzgl. Zahl der Selbstverletzungen
	Pistorello et al. (2012)	7–12 Monate	NSSV + mind. 3 BPS-Kriterien	63, 81 % 18–25 J.	NSSV ↓
	Bohus et al. (2004)	12 Wochen, stationär	BPS	50, 100 % 18–44 J.	NSSV ↓
DBT-B	Stanley et al. (2007)	6 Monate	BPS	20, 100 % 18–49 J.	NSSV ↓

Tabelle 3: Fortsetzung

Therapieform	Autoren	Dauer und Setting (ambulant, falls nicht anders angegeben)	Diagnose	Fallzahl und Geschlecht (% Frauen)/ Alter	Ergebnis
DBT-A	Fleischhaker et al. (2006, 2011)	16–24 Wochen, 12-Monate-Follow-up	NSSV+mind. 3 BPS-Kriterien	12, 100 % 13–19 J.	NSSV ↓ nach Therapie und Follow-up
	Mehlum et al. (2016)	19 Wochen	NSSV + mind. 3 BPS-Kriterien	77, 88 % 12–18 J.	NSSV ↓
Mentalisierungsbasierte Therapie (MBT)	Bateman et al. (1999)	18 Monate, teilstationär	BPS	38, 57 % 16–65 J.	NSSV ↓
	Bateman et al. (2009)	18 Monate	BPS	134, 80 % 16–65 J.	NSSV ↓
MBT-A	Roussow et al. (2012)	12 Monate	NSSV	80, 85 % 12–17 J.	NSSV ↓
Übertragungsfokussierte Psychotherapie (TFP)	Clarkin et al. (2001)	12 Monate	BPS	23, 100 % 18–50 J.	Kein sign. Rückgang von NSSV
	Doering et al. (2010)	12 Monate	BPS	43, 100 % 18–45 J.	Keine Verringerung von NSSV
Psychodynamic Interpersonal Therapy	Korner et al. (2006)	12 Monate	BPS	60, 55 % M 28 J.	NSSV ↓
Dynamic Deconstructive Psychotherapy (DDP)	Gregory et al. (2009)	6 Monate	BPS + Alcohol Use Disorder	30, 80 % 18–45 J.	Stat. Trend für stärkeren NSSV-Rückgang in der DDP-Gruppe
Schematherapie	Giesen-Bloo et al. (2006)	36 Monate	BPS	88, 93 % 18–60 J.	Deutlichere Verringerung bei Schematherapie
Emotion Regulation Group Intervention (ERGI)	Gratz et al. (2006)	14 Wochen	BPS	22, 100 % 18–60 J.	DSH-Frequenz ↓
	Gratz et al. (2011)	14 Wochen	DSH (74 % BPS)	23, 100 % 18–50 J.	DSH-Frequenz ↓
	Gratz et al. (2014)	14 Wochen	BPS	61, 100 % 18–60 J.	DSH-Frequenz ↓

Tabelle 3: Fortsetzung

Therapieform	Autoren	Dauer und Setting (ambulant, falls nicht anders angegeben)	Diagnose	Fallzahl und Geschlecht (% Frauen)/ Alter	Ergebnis
Developmental Group Therapy	Wood et al. (2001)	7 Monate	DSH (inkl. Überdosis)	63, 78 % 12–16 J.	DSH ↓
	Hazell et al. (2009)	12 Monate	DSH (inkl. Überdosis)	72, 90 % 12–16 J.	Keine Gruppenunterschiede
	Green et al. (2011)	12 Monate	DSH (inkl. Überdosis)	366, 89 % 12–17 J.	Keine Gruppenunterschiede
Voice Movement Therapy	Martin et al. (2012)	10 Wochen	NSSV	19, 100 % 16–25 J.	Kein sign. Rückgang von NSSV
Postcard Therapy	Robinson et al. (2012)	12 Karten über 12 Monate	DSH	165, 62 % 15–24 J.	Keine Gruppenunterschiede

Anmerkungen: RKS = randomisiert-kontrollierte Studie; KS = kontrollierte Studie; US = unkontrollierte Studie: TAU = treatment-as-usual; WL = Warteliste; BPS = Borderline-Persönlichkeitsstörung; NSSV = Nichtsuizidales selbstverletzendes Verhalten; DSH = deliberate self-harm.

Die Mentalisierungsbasierte Therapie (MBT) zeigte sowohl in der klassischen Form als auch in der Variante für Jugendliche (MBT-A) eine signifikante Überlegenheit in randomisiert-kontrollierten Studien bzgl. Abnahme der NSSV-Frequenz. Die Übertragungsfokussierte Psychotherapie (TFP) konnte weder in einer Prä-Post-Studie noch in einer Vergleichsstudie, in der die TFP mit der Behandlung durch erfahrene Psychotherapeuten verglichen wurde, eine Überlegenheit in Bezug auf eine Verbesserung des selbstverletzenden Verhaltens nachweisen.

In einer Vergleichsstudie wurden die Effekte der Schematherapie mit denen der TFP auf NSSV untersucht, dabei zeigte sich ein signifikant stärkerer Rückgang in der Schematherapiegruppe. Eine weitere tiefenpsychologische Therapieform, die Psychodynamische Interpersonelle Therapie, zeigte in einer kontrollierten Studie an BPS-Patienten eine Überlegenheit in Bezug auf die Abnahme der NSSV-Frequenz.

Ein Gruppentraining zur Emotionsregulation (Emotion Regulation Group Intervention) wurde in drei Studien untersucht, die alle eine Verbesserung hinsichtlich der Frequenz von DSH nachweisen konnten.

Zusammenfassung

Es liegt eine Vielzahl an empirischen Studien zur Wirksamkeit von Psychotherapie bei NSSV vor, ein großer Teil dieser Studien wurde an Patienten mit Borderline-Persönlichkeitsstörung durchgeführt. Die beste Evidenz besteht für die Dialektisch-Behaviorale Therapie (DBT).

6 Fallbeispiel

Symptomatik

Die 24-jährige Patientin Frau K. stellte sich auf Empfehlung einer akutpsychiatrischen stationären Einrichtung mit folgendem Beschwerdebild vor: Sie füge sich wöchentlich ein- bis zweimal Selbstverletzungen an den Extremitäten, v.a. ihrem linken Ober- und Unterarm, mit Rasierklingen zu. Diese müssten zumeist chirurgisch versorgt werden. Gelegentlich halte sie die zugefügten Wunden künstlich offen. Selten schlage sie ihren Kopf gegen die Wand, wobei eine anschließende Behandlung nicht notwendig sei. Sie erlebe ihre Emotionen als unkontrollierbar, habe häufig sehr unangenehme Anspannungszustände, die nur durch Selbstverletzungen zu beenden seien. Bei sehr starken Spannungszuständen erlebe sie auch Derealisations- und Depersonalisationsphänomene. Während der Selbstverletzungen spüre sie keine Schmerzen. Zwischenmenschliche Beziehungen seien für sie sehr anstrengend, sie fühle sich zumeist abgelehnt und nicht gewollt. Gelegentlich konsumiere sie Alkohol und Drogen, zumeist im Rahmen von Unternehmungen am Wochenende. Sie sei Krankenschwester, seit ca. einem halben Jahr krankgeschrieben. Sie wohne in einer eigenen Wohnung.

Für die Störung relevante lebensgeschichtliche Ereignisse

Die Eltern trennten sich, als die Patientin sechs Jahre alt war. Es besteht seitdem kein Kontakt mehr zum Vater; sie habe ihn noch einmal im Alter von 16 Jahren gesehen. Die Mutter habe sich nur wenig um sie und ihre beiden jüngeren Schwestern gekümmert, sei mit der Erziehung sehr überfordert gewesen. Emotional habe sie nur wenig Unterstützung erfahren; die Mutter sei froh gewesen, wenn sie ihre Ruhe gehabt habe. Es habe häufiger körperliche

Gewalt seitens der Mutter gegeben; einmal habe die Mutter so auf sie eingeschlagen, dass sie anschließend wegen eines angebrochenen Unterarmes, den sie schützend vor ihren Kopf hielt, zum Arzt habe gehen müssen. Die Mutter war als Sekretärin halbtags tätig gewesen; seit fünf Jahren sei sie EU-berentet.

Laut Aussage der Mutter sei sie schon als Kind anstrengend gewesen, habe mehr Aufmerksamkeit als ihre beiden Schwestern benötigt. Sie habe immer ein paar Freundinnen gehabt, habe sich jedoch immer eher „randständig" gefühlt. In der Schule sei sie von der 7. bis 9. Klasse gemobbt worden, was für sie sehr prägend gewesen sei. Sie habe sich zu der Zeit sehr zurückgezogen und habe sich auch erstmals selbst verletzt. Nach der mittleren Reife habe sie eine Ausbildung zur Zahnarzthelferin begonnen; diese habe sie nach einem halben Jahr wegen zu vieler Fehlzeiten abgebrochen. Sie sei zu der Zeit sehr viel in Clubs unterwegs gewesen, habe angefangen, Partydrogen und Alkohol zu konsumieren. Mit 17 begann sie schließlich eine Ausbildung zur Krankenschwester, die sie drei Jahre später erfolgreich abschloss. Sie begann in einem Krankenhaus auf der Inneren Abteilung als Krankenschwester zu arbeiten. Mit den zwischenmenschlichen Belastungen sei sie in den letzten Jahren immer schlechter zurechtgekommen. Sie habe seit dem 13. Lebensjahr wechselnde heterosexuelle Partnerschaften; die längste ging über eineinhalb Jahre zwischen dem 17. und 19. Lebensjahr. Es bestehe unregelmäßiger Kontakt zu ihrer Mutter sowie ihren Schwestern. Beide Schwestern würden studieren und lebten in festen Partnerschaften.

Krankheitsgeschichte

Beginn der Selbstverletzungen im 13. Lebensjahr; in ihrer damaligen Schulklasse hätten sich mehrere Mädchen gelegentlich selbst verletzt. Sie habe sich anfangs selten und oberflächlich mit der Klinge eines Spitzers und einer Nagelschere verletzt, später zunehmend tiefer mit einer Rasierklinge. Die Selbstverletzungen seien über die Jahre häufiger und schwerwiegender geworden, chirurgische Behandlungen seien erstmals im 16. Lebensjahr nötig gewesen. Nach dem Ende der länger währenden Partnerschaft habe sie einmalig einen Suizidversuch mit Tabletten unternommen. Es habe der Magen ausgepumpt werden müssen und sie sei für einen Tag auf der Intensivstation gewesen. Sie habe tägliche Suizidgedanken, sei von Suizidhandlungen jedoch distanziert.

Makroanalyse

Die Patientin hat schon immer unter vergleichsweise starken und schnell auslösbaren Emotionen gelitten, hat sich diesen „schutzlos" ausgeliefert gefühlt. Die Mutter hat ihrer Tochter keine Fertigkeiten zur Regulation dieser starken

Emotionen vermittelt, hat sie stattdessen aufgefordert, sich zusammenzureißen, sich nicht so „blöd anzustellen“. Hilfegesuche seitens der Patientin sind nicht selten von der Mutter körperlich bestraft worden. Hierüber hat die Patientin nicht gelernt, ihre Emotionen funktional zu regulieren. Im Rahmen der Pubertät und der damit einhergehenden Destabilisierung des emotionalen Systems hat sie über Schulkameradinnen von der Möglichkeit der Selbstverletzung erfahren. Auslöser für selbstverletzendes Verhalten sind zumeist zwischenmenschliche Konfliktsituationen. Die Patientin fühlt sich hierbei häufig abgelehnt, einhergehend mit den Grundannahmen „Ich bin nicht liebenswert“, „Ich mache alles falsch“; Gefühle von Scham und Selbsthass gehen mit diesen Grundannahmen einher. Die Selbstverletzungen sorgen für einen schnellen Spannungsrückgang; über die kurzfristige negative Verstärkung wird das selbstverletzende Verhalten aufrechterhalten; langfristig kommt es über die Kognitionen „Wieder nicht geschafft“, „Ich bin ein Versager“ zu einer Bestätigung der Grundannahmen und der dazugehörigen Gefühle.

Therapieverlauf

Die Patientin stellte sich mit dem expliziten Wunsch, das selbstverletzende Verhalten einstellen zu wollen, vor. Die ersten fünf Therapiestunden dienten der Diagnostik, Erhebung der Biografie und Krankheitsanamnese sowie der Vermittlung des Behandlungsrationals (vgl. Kap. 4.2.1) einschließlich des ätiologischen Modells. Es wurde jeweils eine Verhaltensanalyse über den einmaligen Suizidversuch sowie das zuletzt stattgefundene selbstverletzende Verhalten erstellt; hierüber wurden die Therapieziele erarbeitet und konkretisiert. In der sechsten und siebten Therapiestunde wurde der Therapievertrag besprochen und gemeinsam unterschrieben. Anschließend suchte die Patientin eine Fertigkeitengruppe über das Internet und vereinbarte einen Vorstellungstermin.

In der Einzeltherapie wurden aufgrund der häufigen Selbstverletzungen anfänglich ausschließlich Verhaltens- und Lösungsanalysen erstellt und besprochen. Die erste Verhaltensanalyse wurde mit der Patientin am Flipchart erstellt. Die ausgefüllten Flipchart-Blätter nahm die Patientin als Vorlage für die eigene Erstellung von Verhaltensanalysen mit zu sich nach Hause. Ab der zwölften Therapiestunde besuchte die Patientin parallel eine Fertigkeitengruppe; die ersten Fertigkeiten, die dort vermittelt wurden, waren aus dem Modul Stresstoleranz. Trotz der Verhaltens- und Lösungsanalysen und dem parallel besuchten Fertigkeitentraining kam es anfänglich zu keiner bedeutsamen Reduktion in der Häufigkeit des NSSV; einzig die Anzahl der zugefügten Schnitte pro Selbstverletzung konnten von ca. durchschnittlich sechs bis sieben auf ein bis zwei Schnitte deutlich reduziert werden. Die häufigen Verhaltens- und Lösungsanalysen führten schließlich dazu, dass der Therapeut zunehmend genervt von dem selbstverletzenden Verhalten der Patientin war. Der Therapeut setzte die Patientin in der achten Therapiestunde nach Unterzeichnung des Therapievertrags über das Erreichen seiner Grenze in Kenntnis. Die Patientin ließ sich auf folgendes Kontingenzmanagement ein: für drei Monate ohne Selbstverletzungen treffen sich der Therapeut und die Patientin zusätzlich zu der normalen Therapiestunde für eine Stunde Backgammonspiel in einem Kaffee ihrer Wahl. Tatsächlich gelang es der Patientin, hierüber ihr selbstverletzendes Verhalten einzustellen. Damit konnte mit Therapiephase 2 begonnen werden. Da die Patientin zur Regulation ihrer Emotionen nunmehr kein selbstverletzendes Verhalten mehr einsetzte, wurde vorerst der emotionale Druck stärker. Darüber war die Patientin gezwungen, sich ihren primären Emotionen, v. a. Ärger, Enttäuschung und Hilflosigkeit, verstärkt zuzuwenden. Wenngleich es kurzfristig zu einem vermehrten Alkohol- und Drogenkonsum kam, war die Patientin zunehmend besser in der Lage, ihre primären Emotionen zuzulassen. Diesen Prozess empfand die Patientin als sehr schmerzhaft und belastend, stets verbunden mit der Angst, die Kontrolle über sich und ihre Umgebung zu verlieren. Besonders schwer fiel der Patientin der funktionale Umgang mit ihren Emotionen in zwischenmenschlichen Beziehungen. Nach vier Wochen kam es im Rahmen eines zwischenmenschlichen Konflikts einmalig zu einem nochmaligen selbstverletzenden Verhalten; es wurde mit der Patientin vereinbart, dass die ursprüngliche Absprache eingehalten werden sollte, die drei Monate allerdings nun erneut beginnen sollten. Nach Ablauf dieser drei Monate – es hatten bis dahin 22 Therapiestunden bzw. ein halbes Jahr Therapie stattgefunden – gingen die Patientin und der Therapeut wie vereinbart für eine Stunde Backgammon spielen. Daran anschließend vereinbarten die Patientin und der Therapeut nochmals das gleiche Kontingenzmanagement, verdoppelten allerdings den Zeitraum ohne selbstverletzendes Verhalten wie auch den Zeitraum des Backgammonspiels. Da keine weitere Selbstverletzung stattfand, konnte auch diese Vereinbarung eingelöst werden. Daran anschließend wurde kein weiteres Kontingenzmanagement vereinbart, da die alternativen Verhaltensweisen mittlerweile weitgehend automatisiert waren. Auch musste die Kopplung funktionalen Verhaltens an den Therapeuten angesichts des näher rückenden Therapieendes gelöst werden. Dieser Umstand wurde mit der Patientin transparent besprochen und sorgsam vorbereitet.

Von Anfang an wurde mit der Patientin besprochen, dass die Krankschreibung möglichst zeitnah zu beenden sei. Auch wenn die Patientin nachvollziehen konnte, warum eine Teilhabe am Arbeitsleben so wichtig ist, hatte sie sehr große Angst, wieder einer regelmäßigen Arbeit nachzugehen. Ihre größten Ängste waren die Angst, den Anforderungen auf der Arbeit nicht zu entsprechen („Ich bin ein Versager“) sowie die Angst vor Bewertungen durch andere. In der sechsten Woche nach Unterzeichnung des Therapievertrages nahm die Patientin Kontakt mit ihrer alten Arbeitsstelle auf und konnte nach weiteren vier Wochen für 20 Stunden die Woche ihre Arbeit wieder aufnehmen. Im Rahmen eines zwischenmenschlichen Konflikts auf der Arbeitsstelle kam es zu der oben erwähnten einmaligen Selbstverletzung. Insgesamt wurde aber deutlich, dass die mit der Arbeit einhergehende Tagesstrukturierung sowie die durchaus auch positiven Rückmeldungen von ihren Kollegen und Vorgesetzten für die Patientin sehr hilfreich waren und zu einem verstärkten Selbstvertrauen führten.

Die fragliche komorbide Posttraumtische Belastungsstörung und die damit einhergehenden Traumata wurden bereits sehr frühzeitig thematisiert. Bereits zu Beginn der Therapie wurde über eine Selbstverletzung im Anschluss an ein Telefonat mit der Mutter (vgl. Abb. 4) und die anschließende Besprechung der Verhaltensanalyse deutlich, wie sehr die Patientin von der Mutter emotional und stellenweise auch körperlich missbraucht wurde. Im Rahmen der Emotionsarbeit in Therapiephase 2 wurden die traumaspezifischen Emotionen von Hilflosigkeit, Einsamkeit, Ärger und existenzieller Scham herausgearbeitet. Mit der Patientin wurde im Anschluss an eine Hierarchisierung der erlebten Traumata das schwerwiegendste Ereignis exponiert. Hierzu wurden insgesamt fünf Doppelstunden durchgeführt, worüber es zu einem deutlichen Abfall der Belastung kam. Zudem konnte die Patientin hierüber die Erfahrung machen, dass sehr unangenehme Emotionen aushaltbar und in ihrer Existenz berechtigt sind.

Im Anschluss an die Traumabehandlung sowie der Auflösung des Kontingenzmanagements zur Verhinderung des NSSV konnte mit Therapiephase 3 begonnen werden. Die Grundlagen einer selbstmitfühlenden Haltung und die damit einhergehenden Techniken (z. B. Selbstmitgefühlspause) wurden bereits zu Beginn der Therapie vermittelt, wurden nun allerdings vermehrt thematisiert und trainiert (vgl. Kap. 4.3.1). Die in der Kindheit unerfüllten Bedürfnisse der Patientin rückten in den Vordergrund, insbesondere das Bedürfnis nach bedingungslosem Angenommen-Werden und Geliebt-Werden. Das Gefühl der existenziellen Scham wurde behandelt, indem der Patientin neben der Darlegung des Rationals zur Entwicklung dieses Gefühls deutlich gemacht wurde, dass der Mangel an bedingungsloser Liebe nicht bei ihr selbst, sondern in ihrer Umgebung und dem Zusammenspiel zwischen ihr und ihrer Umgebung zu suchen ist. Gleichzeitig wurde mit ihr erarbeitet, dass die Erwartung der Auflösung des Gefühls durch externe Beziehungen zu einer Überforderung derselben führen; die Aufgabe des Therapeuten war in dieser Therapiephase fast ausschließlich die wohlwollende Begleitung der Patientin bei dem schmerzhaften Prozess der Akzeptanz dieser fehlenden bedingungslosen Liebe. Gleichzeitig wurde die Möglichkeit, sich selbst durch Selbstmitgefühl ein Teil dieser Liebe selbst zu geben, erarbeitet und eingeübt. Besonders hilfreich erwies sich für die Patientin das Auflegen ihrer Hand auf die Körperstelle, an der sie den Schmerz am deutlichsten verspürte.

Wenngleich Beziehungen, auch partnerschaftliche, von Anfang an Thema waren, kam es zu einer deutlichen Veränderung erst, als der Patientin deutlich wurde, wie sehr sie insbesondere ihre zwischenmenschlichen Beziehungen durch ihre Erwartung nach bedingungsloser Liebe und Zuwendung überforderte. Es wurde mit der Patientin herausgearbeitet, zwischen angemessenen und unangemessenen Erwartungen zu unterscheiden. Bedürfnisse, die im Rahmen der zwischenmenschlichen Beziehungen und dort v. a. Partnerschaften nicht befriedigt werden konnten, wurden im Rahmen der Therapie aufgegriffen; Selbstmitgefühl erwies sich hierbei als sehr hilfreich und wurde von der Patientin zunehmend auch selbst zur Anwendung gebracht. Hierüber gelang es der Patientin, eine ihr wichtige Partnerschaft bis zum Ende der Therapie aufrechtzuerhalten.

Die Therapie wurde mit der 60. bewilligten Therapiestunde beendet. Die letzten zehn Stunden fanden in einem zwei- bis vierwöchigen Zeitabstand statt. Insgesamt dauerte die Therapie damit zwei Jahre.

7 Weiterführende Literatur

Kaess, M. (2012). *Selbstverletzendes Verhalten. Entwicklungsrisiken erkennen und behandeln.* Weinheim: Beltz.

Plener, P. L. (2015). *Suizidales Verhalten und nichtsuizidale Selbstverletzungen. Manual psychischer Störungen bei Kindern und Jugendlichen.* Berlin: Springer.

Sachsse, U. & Herbold, W. (Hrsg.). (2016). *Selbst-Verletzung. Ätiologie, Psychologie und Behandlung von selbstverletzendem Verhalten.* Stuttgart: Schattauer.

Schmahl, C. & Stiglmayr, C. (2009). *Selbstverletzendes Verhalten bei stressassoziierten Erkrankungen.* Stuttgart: Kohlhammer.

8 Literatur

American Psychiatric Association/Falkai, P. et al. (2018). *Diagnostisches und Statistisches Manual Psychischer Störungen DSM-5* (2., korrigierte Aufl.). Göttingen: Hogrefe.

Barrocas, A. L., Hankin, B. L., Young, J. F. & Abela, J. R. (2012). Rates of nonsuicidal self-injury in youth: age, sex, and behavioral methods in a community sample. *Pediatrics, 130* (1), 39–45. https://doi.org/10.1542/peds.2011-2094

Bateman, A. & Fonagy, P. (1999). Effectiveness of Partial Hospitalization in the Treatment of Borderline Personality Disorder: A Randomized Controlled Trial. *The American Journal of Psychiatry, 156,* 1563–1569. https://doi.org/10.1176/ajp.156.10.1563

Bateman, A. & Fonagy, P. (2009). Randomized Controlled Trial of Outpatient Mentalization-Based Treatment Versus Structured Clinical Management for Borderline Personality Disorder. *The American Journal of Psychiatry, 166,* 1355–1364. https://doi.org/10.1176/appi.ajp.2009.09040539

Beesdo-Baum, K., Zaudig, M. & Wittchen, H.-U. (Hrsg.). (2019). *SCID-5-PD. Strukturiertes Klinisches Interview für DSM-5®-Persönlichkeitsstörungen* (Deutsche Bearbeitung des Structured Clinical Interview for DSM-5® – Personality Disorders von Michael B. First, Janet B.W. Williams, Lorna Smith Benjamin, Robert L. Spitzer). Göttingen: Hogrefe.

Bohus, M., Dyer, A.S., Priebe, K., Kruger, A., Kleindienst, N., Schmahl, C. et al. (2013). Dialectical behaviour therapy for post-traumatic stress disorder after childhood sexual abuse in patients with and without borderline personality disorder: a randomised controlled trial. *Psychotherapy and Psychosomatics, 82* (4), 221–233. https://doi.org/10.1159/000348451

Bohus, M., Haaf, B., Simms, T., Limberger, M.F., Schmahl, C., Unckel, C., Lieb, K. & Linehan, M. (2004). Effectiveness of Inpatient Dialectical Behavioral Therapy for Borderline Personality Disorder: A Controlled Trial. *Behaviour Research and Therapy, 42,* 487–499. https://doi.org/10.1016/S0005-7967(03)00174-8

Bohus, M., Limberger, M., Ebner, U., Glocker, F.X., Schwarz, B., Wernz, M. & Lieb, K. (2000). Pain perception during self-reported distress and calmness in patients with borderline personality disorder and self-mutilating behavior. *Psychiatry Research, 95,* 251–260.

Bohus, M., Wolf-Arehult, M. & Kienast, T. (2013). *Interaktives Skillstraining für Borderline-Patienten: das Therapeutenmanual* (inklusive Keycard zum Freischalten der Software „Interaktives Skillstraining für Borderline-Patienten") (2., aktual. u. erw. Aufl.). Stuttgart: Schattauer.

Bonenberger, M., Plener, P.L., Kirchner, I. & Keller, F. (2013). Wie ich mit Stress umgehe (WIMSU). *Nervenheilkunde, 32,* 11–17.

Brunner, R. & Schmahl, C. (2012). Nicht-suizidale Selbstverletzung bei Jugendlichen und jungen Erwachsenen. *Kindheit und Entwicklung, 21,* 5–15.

Calati, R., Bensassi, I. & Courtet, P. (2017). The link between dissociation and both suicide attempts and non-suicidal self-injury: Meta-analyses. *Psychiatry Research, 251,* 103–114. https://doi.org/10.1016/j.psychres.2017.01.035

Chanen, A.M., Jackson, H.J., McCutcheon, L.K., Jovev, M., Dudgeon, P., Yuen, H.P. et al. (2008). Early intervention for adolescents with borderline personality disorder using cognitive analytic therapy: randomised controlled trial. *British Journal of Psychiatry, 193* (6), 477–484. https://doi.org/10.1192/bjp.bp.107.048934

Chapman, A.L., Gratz, K.L. & Brown, M.Z. (2006). Solving the puzzle of deliberate self-harm: the experiential avoidance model. *Behavior Research and Therapy, 44* (3), 371–394. https://doi.org/10.1016/j.brat.2005.03.005

Clarkin, J., Foelsch, P., Levy, K., Hull, J., Delaney, J. & Kernberg, O. (2001). The Development of a Psychodynamic Treatment for Patients with Borderline Personality Disorder: A Preliminary Study of Behavioral Change. *Journal of Personality Disorders, 15,* 487–495. https://doi.org/10.1521/pedi.15.6.487.19190

Davidson, K., Norrie, J., Tyrer, P., Gumley, A., Tata, P., Murray, H. & Palmer, S. (2006). The Effectiveness of Cognitive Behavior Therapy for Borderline Personality Disorder: Results from the Borderline Personality Disorder Study of Cognitive Therapy (BOSCOT) Trial. *Journal of Personality Disorders, 20,* 450–465. https://doi.org/10.1521/pedi.2006.20.5.450

Doering, S., Hörz-Sagstetter, S., Rentrop, M., Fischer-Kern, M., Schuster, P., Benecke, C. et al. (2010). Transference-focused psychotherapy v. treatment by community psychotherapists for borderline personality disorder: Randomised controlled trial. *The British Journal of Psychiatry, 196,* 389–395. https://doi.org/10.1192/bjp.bp.109.070177

Fegert, J.M., Libal, G. & Plener, P.L. (2005). *Selbstverletzungsinventar.* Unveröffentlichtes Manuskript, Universität Ulm.

Fleischhaker, C., Böhme, R., Sixt, B., Brück, C., Schneider, C. & Schulz, E. (2011). Dialectical Behavioral Therapy for Adolescents (DBT-A): A clinical Trial for Patients with suicidal and self-injurious Behavior and Borderline Symptoms with a one-year Follow-up. *Child and Adolescent Psychiatry and Mental Health, 5,* 3. https://doi.org/10.1186/1753-2000-5-3

Fleischhaker, C., Munz, M., Böhme, R., Sixt, B. & Schulz, E. (2006). Dialektisch-Behaviorale Therapie für Adoleszente (DBT-A) – Eine Pilotstudie zur Therapie von Suizidalität, Parasuizidalität und selbstverletzenden Verhaltensweisen bei Patientinnen mit Symptomen einer Borderlinestörung. *Zeitschrift für Kinder- und Jugendpsychiatrie und Psychotherapie, 34,* 15–27. https://doi.org/10.1024/1422-4917.34.1.15

Fliege, H., Kocalevent, R.D., Walter, O.B., Beck, S., Gratz, K.L., Gutierrez, P.M. & Klapp, B.F. (2006). Three assessment tools for deliberate self-harm and suicide behavior: evaluation and psychopathological correlates. *Journal of Psychosomatic Research, 61,* 113–121.

Ford, J.D. & Gomez, J.M. (2015). The relationship of psychological trauma and dissociative and posttraumatic stress disorders to nonsuicidal self-injury and suicidality: a review. *Journal of Trauma & Dissociation, 16* (3), 232–271. https://doi.org/10.1080/15299732.2015.989563

Gast, U., Oswald, T., Zündorf, F. & Hofmann, A. (2000). *SKID-D. Strukturiertes Klinisches Interview für DSM-IV für Dissoziative Störungen.* Göttingen: Hogrefe.

Germer, C.K. (2012). Cultivating compassion in psychotherapy. In C. Germer & R. Siegel (Eds.), *Wisdom and compassion in psychotherapy* (pp. 93–110). New York: Guilford Press.

Giesen-Bloo, J., van Dyck, R., Spinhoven, P., Tilburg, W., Dirksen, C., Asselt, T. et al. (2006). Outpatient Psychotherapy for Borderline Personality Disorder: Randomized Trial of Schema-Focused Therapy vs Transference-Focused Psychotherapy. *Archives of General Psychiatry, 63,* 649–658. https://doi.org/10.1001/archpsyc.63.6.649

Gilbert, P. (2013). *The Compassionate Mind.* London: Robinson.

Gratz, K.L. (2001). Measurement of deliberate self-harm: Preli-minary data on the Deliberate Self-Harm Inventory. *Journal of Psychopathology and Behavioral Assessment, 23,* 253–263. https://doi.org/10.1023/A:1012779403943

Gratz, K.L., Conrad, S.D. & Roemer, L. (2002). Risk factors for deliberate self-harm among college students. *American Journal of Orthopsychiatry, 72,* 128–140. https://doi.org/10.1037/0002-9432.72.1.128

Gratz, K. & Gunderson, J. (2006). Preliminary Data on an Acceptance-Based Emotion Regulation Group Intervention for Deliberate Self-Harm Among Women With Borderline Personality Disorder. *Behavior therapy, 37,* 25–35. https://doi.org/10.1016/j.beth.2005.03.002

Gratz, K. & Tull, M. (2011). Extending Research on the Utility of an Adjunctive Emotion Regulation Group Therapy for Deliberate Self-Harm Among Women With Borderline Personality Pathology. *Personality disorders, 2,* 316–326. https://doi.org/10.1037/a0022144

Gratz, K., Tull, M. & Levy, R. (2014). Randomized controlled trial and uncontrolled 9-month follow-up of an adjunctive emotion regulation group therapy for deliberate self-harm among women with borderline personality disorder. *Psychological medicine, 44,* 2099–2112.

Green, J., Wood, A., Kerfoot, M., Trainor, G., Roberts, C., Rothwell, J., et al. (2011). Group therapy for adolescents with repeated self harm: Randomised controlled trial with economic evaluation. *BMJ (Clinical research ed.), 342,* d682.

Gregory, R., Remen, A., Soderberg, M., Ploutz-Snyder, R. (2009). A Controlled Trial of Psychodynamic Psychotherapy for Co-Occurring Borderline Personality Disorder and Alcohol Use Disorder: Six-Month Outcome. *Journal of the American Psychoanalytic Association, 57,* 199–205. https://doi.org/10.1177/0003065109057001 1006

Groschwitz, R.C., Plener, P.L., Kaess, M., Schumacher, T., Stoehr, R. & Boege, I. (2015). The situation of former adolescent self-injurers as young adults: a follow-up study. *BMC Psychiatry, 15,* 160. https://doi.org/10.1186/s12888-015-0555-1

Gutierrez, P.M., Osman, A., Barrios, F.X. & Kopper, B.A. (2001). Development and initial validation of the Self-Harm Behavior Questionnaire. *Journal of Personality Assessment, 77,* 475–490.

Haw, C., Hawton, K., Sutton, L., Sinclair, J. & Deeks, J. (2005). Schizophrenia and deliberate self-harm: a systematic review of risk factors. *Suicide and Life-Threatening Behavior, 35* (1), 50–62. https://doi.org/10.1521/suli.35.1.50.59260

Hazell, P., Martin, G., Mcgill, K., Kay, T., Wood, A., Trainor, G. & Harrington, R. (2009). Group Therapy for Repeated Deliberate Self-Harm in Adolescents: Failure of Replication of a Randomized Trial. *Journal of the American Academy of Child and Adolescent Psychiatry, 48,* 662–670. https://doi.org/10.1097/CHI.0b013e3181aOacec

Hooley, J.M. & Franklin, J.C. (2018). Why do people hurt themselves? A new conceptual model of nonsuicidal self-injury. *Clinical Psychological Science, 6* (3), 428–451. https://doi.org/10.1177/2167702617745641

Houben, M., Claes, L., Vansteelandt, K., Berens, A., Sleuwaegen, E. & Kuppens, P. (2017). The emotion regulation function of nonsuicidal self-injury: A momentary assessment study in inpatients with borderline personality disorder features. *Journal of Abnormal Psychology, 126* (1), 89–95. https://doi.org/10.1037/abn0000229

In-Albon, T., Ruf, C. & Schmid, M. (2013). Proposed diagnostic criteria for the DSM-5 of nonsuicidal self-injury in female adolescents: Diagnostic and clinical correlates. *Psychiatry Journal.* https://doi.org/10.1155/2013/159208

Kaess, M., Hille, M., Parzer, P., Maser-Gluth, C., Resch, F. & Brunner, R. (2012). Alterations in the neuroendocrinological stress response to acute psychosocial stress in adolescents engaging in nonsuicidal self-injury. *Psychoneuroendocrinology, 37* (1), 157–161. https://doi.org/10.1016/j.psyneuen.2011.05.009

Kaess, M., Parzer, P., Mattern, M., Plener, P.L., Bifulco, A., Resch, F. & Brunner, R. (2013). Adverse childhood experiences and their impact on frequency, severity, and the individual function of nonsuicidal self-injury in youth. *Psychiatry Research, 206* (2–3), 265–272. https://doi.org/10.1016/j.psychres.2012.10.012

Kanfer, R. (1990). Motivation theory and industrial and organizational psychology. In Dunette, M.D. & Leaetta, M.H. (Eds.), *Handbook of industrial and organizational psychology* (Vol. 1, 2nd ed., pp. 75–170). Palo Alto, CA: Consulting Psychologists Press.

Klonsky, E.D. (2007). Non-suicidal self-injury: An introduction. *Journal of Clinical Psychology, 63* (11), 1039–1043. https://doi.org/10.1002/jclp.20411

Klonsky, E.D. & Moyer, A. (2008). Childhood sexual abuse and non-suicidal self-injury: meta-analysis. *British Journal of Psychiatry, 192* (3), 166–170. https://doi.org/10.1192/bjp.bp.106.030650

Klonsky, E.D., Muehlenkamp, J.J., Lewis, S.P. & Walsh, B. (2011). *Nonsuicidal self-injury.* (Advances in Psychotherapy – Evidence-Based Practice). Göttingen: Hogrefe.

Koenig, J., Rinnewitz, L., Niederbaumer, M., Strozyk, T., Parzer, P., Resch, F. & Kaess, M. (2017). Longitudinal development of pain sensitivity in adolescent non-suicidal self-injury. *Journal of Psychiatric Research, 89*, 81–84. https://doi.org/10.1016/j.jpsychires.2017.02.001

Koenig, J., Thayer, J. F. & Kaess, M. (2016). A meta-analysis on pain sensitivity in self-injury. *Psychological Medicine, 46* (8), 1597–1612. https://doi.org/10.1017/S0033291716000301

Koerner, K. (2013). *Praxisbuch DBT: Strategien der Dialektisch-Behavioralen Therapie*. Weinheim: Beltz.

Korner, A., Gerull, F., Meares, R. & Stevenson, J. (2006). Borderline personality disorder treated with the conversational model: A replication study. *Comprehensive psychiatry, 47*, 406–411. https://doi.org/10.1016/j.comppsych.2006.01.003

Linehan, M., Comtois, K., Murray, A., Brown, M., Gallop, R., Heard, H. et al. (2006). Two-Year Randomized Controlled Trial and Follow-Up of Dialectical Behavior Therapy vs Therapy by Experts for Suicidal Behaviors and Borderline Personality Disorder. *Archives of general psychiatry, 63*, 757–766. https://doi.org/10.1001/archpsyc.63.7.757

Lloyd, E. E., Kelley, M. L. & Hope, T. (1997). *Self-mutilation in a community sample of adolescents: Descriptive charctersitics and provisinal pervalence rates*. Poster presented at the annual meeting of the Society for Behavioral Medicine, New Orleans, L. A.

Ludascher, P., Greffrath, W., Schmahl, C., Kleindienst, N., Kraus, A., Baumgartner, U. et al. (2009). A cross-sectional investigation of discontinuation of self-injury and normalizing pain perception in patients with borderline personality disorder. *Acta Psychiatrica Scandinavica, 120* (1), 62–70. https://doi.org/10.1111/j.1600-0447.2008.01335.x

Martin, S., Martin, G., Lequertier, B., Swannell, S., Follent, A. & Choe, F. (2012). Voice Movement Therapy: Evaluation of a Group-Based Expressive Arts Therapy for Nonsuicidal Self-Injury in Young Adults. *Music and Medicine, 5*, 31–38.

McMain, S., Links, P., Gnam, W., Guimond, T., Cardish, R., Korman, L. & Streiner, D. L. (2009). A Randomized Trial of Dialectical Behavior Therapy Versus General Psychiatric Management for Borderline Personality Disorder. *The American Journal of Psychiatry, 166*, 1365–1374. https://doi.org/10.1176/appi.ajp.2009.09010039

Mehlum, L., Ramberg, M., Tørmoen, A., Haga, E., Diep, L., Stanley, B. et al. (2016). Dialectical Behavior Therapy Compared With Enhanced Usual Care for Adolescents With Repeated Suicidal and Self-Harming Behavior: Outcomes Over a One-Year Follow-Up. *Journal of the American Academy of Child and Adolescent Psychiatry, 55* (4), 295–300. https://doi.org/10.1016/j.jaac.2016.01.005

Niedtfeld, I., Schmitt, R., Winter, D., Bohus, M., Schmahl, C., Sabine, C. & Herpertz, S. C. (2017). Pain-mediated affect regulation is reduced after dialectical behavior therapy in borderline personality disorder: A longitudinal fMRI study. *Social Cognitive and Affective Neuroscience, 12* (5), 739–747. https://doi.org/10.1093/scan/nsw183

Nixon, M. K., Cloutier, P. F. & Aggarwal, S. (2002). Affect regulation and addictive aspects of repetitive self-injur in hospitalized adolescents. *Journal of the American Academy of Child & Adolescent Psychiatry, 41*, 1333–1341.

Nock, M. K. (2009). *Understanding nonsuicidal self-injury: Origins, assessment, and treatment*. Washington, DC: American Psychological Association. https://doi.org/10.1037/11875-000

Nock, M. K., Holmberg, R. B., Photos, V. I. & Michel, B. D. (2007). The Self-Injurious Thoughts and Behaviors Interview: Development, reliability, and validity in an adolescent sample. *Psychological Assessment, 19*, 309–317.

Nock, M.K. & Prinstein, M.J. (2005). Contextual features and behavioral functions of self-mutilation among adolescents. *Journal of Abnormal Psychology, 114* (1), 140–146. https://doi.org/10.1037/0021-843X.114.1.140

O'Connor, R.C., Armitage, C.J. & Gray, L. (2006). The role of clinical and social cognitive variables in parasuicide. *British Journal of Clinical Psychology, 45* (4), 465–481. https://doi.org/10.1348/014466505X82315

Pistorello, J., Fruzzetti, A., Maclane, C., Gallop, R. & Iverson, K. (2012). Dialectical Behavior Therapy (DBT) Applied to College Students: A Randomized Clinical Trial. *Journal of Consulting and Clinical Psychology, 80,* 982–994. https://doi.org/10.1037/a0029096

Plener, P.L., Fischer, C.J., In-Albon, T., Rollett, B., Nixon, M.K., Groschwitz, R.C. & Schmid, M. (2013). Adolescent non-suicidal self-injury (NSSI) in German-speaking countries: comparing prevalence rates from three community samples. *Social Psychiatry and Psychiatric Epidemiology, 48* (9), 1439–1445. doi: 10.1007/s00127-012-0645-z

Plener, P.L., Schumacher, T.S., Munz, L.M. & Groschwitz, R.C. (2015). The longitudinal course of non-suicidal self-injury and deliberate self-harm: a systematic review of the literature. *Borderline Personality Disorder and Emotion Dysregulation, 2,* 2. https://doi.org/10.1186/s40479-014-0024-3

Plener, P.L., Straub, J., Kapusta, N.D., Fegert, J.M. & Sprober, N. (2012). Assessment of Suicidal Ideation in Adolescents: Comparison of two Instruments. *Praxis der Kinderpsychologie und Kinderpsychiatrie, 61,* 4–15.

Reicherzer, M. & Brandl, T. (2011). Der Fragebogen zu selbstverletzendem Verhalten (FSVV). Ein neues Erhebungsinstrument für die klinische Praxis. *Psychotherapie, 16,* 199–205.

Reitz, S., Kluetsch, R., Niedtfeld, I., Knorz, T., Lis, S., Paret, C. et al. (2015). Incision and stress regulation in borderline personality disorder: neurobiological mechanisms of self-injurious behaviour. *British Journal of Psychiatry, 207* (2), 165–172. https://doi.org/10.1192/bjp.bp.114.153379

Robinson, J., Yuen, H.P., Gook, S., Hughes, A., Cosgrave, E., Killackey, E. et al. (2012). Can receipt of a regular postcard reduce suicide-related behaviour in young help seekers? A randomized controlled trial. *Early intervention in psychiatry, 6,* 145–52. https://doi.org/10.1111/j.1751-7893.2011.00334.x

Roussow, T. & Fonagy, P. (2012). Mentalization-Based Treatment for Self-Harm in Adolescents: A Randomized Controlled Trial. *Journal of the American Academy of Child and Adolescent Psychiatry, 51,* 1304–1313.e3. https://doi.org/10.1016/j.jaac.2012.09.018

Russ, M.J., Roth, S.D., Lerman, A., Kakuma, T., Harrison, K. & Shindledecker, R.D. (1992). Pain perception in self-injurious patients with borderline personality disorder. *Biological Psychiatry, 32* (6), 501–511. https://doi.org/10.1016/0006-3223(92)90218-O

Sachsse, U. & Herbold, W. (Hrsg.). (2016). *Selbst-Verletzung. Ätiologie, Psychologie und Behandlung von selbstverletzendem Verhalten.* Stuttgart: Schattauer.

Sansone, R.A., Wiederman, M.W. & Sansone, L.A. (1998). The selfharm inventory (SHI): Development of a scale for identifying selfdestructive behaviors and borderline personality disorder. *Journal of Clinical Psychology, 54,* 973–983.

Santangelo, P.S., Koenig, J., Funke, V., Parzer, P., Resch, F., Ebner-Priemer, U.W. & Kaess, M. (2016). Ecological momentary assessment of affective and interpersonal instability in adolescent non-suicidal self-injury. *Journal of Abnormal Child Psychology, 45* (7), 1429–1438. https://doi.org/10.1007/s10802-016-0249-2

Saraff, P. D., Trujillo, N. & Pepper, C. M. (2015). Functions, consequences, and frequency of non-suicidal self-injury. *Psychiatric Quarterly, 86* (3), 385–393. https://doi.org/10.1007/s11126-015-9338-6

Schmahl, C., Bohus, M., Esposito, F., Treede, R. D., Di Salle, F., Greffrath, W. et al. (2006). Neural correlates of antinociception in borderline personality disorder. *Archives of General Psychiatry, 63* (6), 659–667. https://doi.org/10.1001/archpsyc.63.6.659

Schmahl, C., Greffrath, W., Baumgartner, U., Schlereth, T., Magerl, W., Philipsen, A. et al. (2004). Differential nociceptive deficits in patients with borderline personality disorder and self-injurious behavior: laser-evoked potentials, spatial discrimination of noxious stimuli, and pain ratings. *Pain, 110* (1–2), 470–479. https://doi.org/10.1016/j.pain.2004.04.035

Selby, E. A., Nock, M. K. & Kranzler, A. (2014). How does self-injury feel? Examining automatic positive reinforcement in adolescent self-injurers with experience sampling. *Psychiatry Research, 215* (2), 417–423. https://doi.org/10.1016/j.psychres.2013.12.005

Shaw-Welch, S. (2004). *Patterns of emotion in response to parasuicide imagery in borderline personality disorder (Thesis).* University of Washington.

Simms, J., McCormack, V., Anderson, R. & Mulholland, C. (2007). Correlates of self-harm behaviour in acutely ill patients with schizophrenia. *Journal of Psychology and Psychotherapy, 80* (1), 39–49. https://doi.org/10.1348/147608306X99386

Simms, L. J. (2007). The Big Seven model of personality and its relevance to personality pathology. *Journal of Personality, 75* (1), 65–94. https://doi.org/10.1111/j.1467-6494.2006.00433.x

Slee, N., Garnefski, N., van der Leeden, R., Arensman, E. & Spinhoven, P. (2008). Cognitive-behavioural intervention for self-harm: randomised controlled trial. *British Journal of Psychiatry, 192* (3), 202–211. https://doi.org/10.1192/bjp.bp.107.037564

Snir, A., Rafaeli, E., Gadassi, R., Berenson, K. & Downey, G. (2015). Explicit and inferred motives for nonsuicidal self-injurious acts and urges in borderline and avoidant personality disorders. *Journal of Personality Disorders, 6* (3), 267–277. https://doi.org/10.1037/per0000104

Stanley, B., Brodsky, B., Nelson, J. & Dulit, R. (2007). Brief Dialectical Behavior Therapy (DBT-B) for Suicidal Behavior and Non-Suicidal Self Injury. *Archives of Suicide Research, 11,* 337–341. https://doi.org/10.1080/13811110701542069

Stanley, B., Sher, L., Wilson, S., Ekman, R., Huang, Y. Y. & Mann, J. J. (2010). Non-suicidal self-injurious behavior, endogenous opioids and monoamine neurotransmitters. *Journal of Affective Disorders, 124* (1–2), 134–140. https://doi.org/10.1016/j.jad.2009.10.028

Stiglmayr, C. E., Braakmann, D., Haaf, B., Stieglitz, R.-D. & Bohus, M. (2003). Entwicklung und psychometrische Charakteristika der Dissoziations-Spannungs-Skala akut (DSS-akut). *Psychotherapie Psychosomatik Medizinische Psychologie, 53* (7), 287–294. https://doi.org/10.1055/s-2003-40495

Stiglmayr, C. & Gunia, H. (2017). *Dialektisch-Behaviorale Therapie (DBT) zur Behandlung der Borderline-Persönlichkeitsstörung: Ein Manual für die ambulante Therapie.* Göttingen: Hogrefe. https://doi.org/10.1026/02424-000

Toste, J. R., Christie, M. & Heath, N. L. (2011). *How I deal with stress (HIDS): Evidence for the use of an NSSI Screening Questionnaire among young adults.* Poster presented at the International Society for the Study of Self-Injury, New York.

Turner, B. J., Cobb, R. J., Gratz, K. L. & Chapman, A. L. (2016). The role of interpersonal conflict and perceived social support in nonsuicidal self-injury in daily life. *Journal of Abnormal Psychology, 125* (4), 588–598. https://doi.org/10.1037/abn0000141

Veeder, T.A. & Leo, R.J. (2017). Male genital self-mutilation: a systematic review of psychiatric disorders and psychosocial factors. *General Hospital Psychiatry, 44*, 43–50. https://doi.org/10.1016/j.genhosppsych.2016.09.003

Verheul, R., Van den Bosch, L., Koeter, M., Ridder, M., Stijnen, T. & van den Brink, W. (2003). Dialectical behaviour therapy for women with borderline personality disorder: 12-Month, randomised clinical trial in The Netherlands. *The British Journal of Psychiatry, 182,* 135–140. https://doi.org/10.1192/bjp.182.2.135

Wagner, A. & Linehan, M.M. (1994). Relationship between childhood sexual abuse and topography of parasuicide among women with borderline personality disorder. *Journal of Personality Disorders, 8,* 1–9.

Walcott, D. (1986). *Collected Poems 1948–1984*. New York: Farrar Strauss & Giroux.

Weinberg, I., Gunderson, J., Hennen, J. & Cutter, C. (2006). Manual Assisted Cognitive Treatment for Deliberate Self-Harm in Borderline Personality Disorder Patients. *Journal of Personality Disorders, 20,* 482–492. https://doi.org/10.1521/pedi.2006.20.5.482

Whitlock, J., Eckenrode, J. & Silverman, D. (2006). Self-injurious behaviors in a college population. *Pediatrics, 117* (6), 1939–1948. https://doi.org/10.1542/peds.2005-2543

Willis, F., Kuniss, S., Kleindienst, N., Naoum, J., Reitz, S., Boll, S. et al. (2017). The role of nociceptive input and tissue injury on stress regulation in Borderline Personality Disorder. *Pain, 158* (3), 479–487. https://doi.org/10.1097/j.pain.0000000000000787

Wood, A., Trainor, G., Rothwell, J., Moore, A. & Harrington, R. (2001). Randomized Trial of Group Therapy for Repeated Deliberate Self-Harm in Adolescents. *Journal of the American Academy of Child and Adolescent Psychiatry, 40,* 1246–1253. https://doi.org/10.1097/00004583-200111000-00003

9 Kompetenzziele und Prüfungsfragen

Kompetenzziele

Folgende Wissens- und Handlungskompetenzen können durch die Beschäftigung mit dem vorliegenden Buch erworben werden:

1. Die Bedeutung von nichtsuizidalem selbstverletzendem Verhalten (NSSV) in Bezug auf Häufigkeit und Vorkommen bei verschiedenen psychischen Störungen einschätzen können.
2. Einen Überblick über die neurobiologischen Hintergründe von NSSV haben.
3. Anhand eines integrativen Modells zu den distalen und proximalen Auslösern sowie den aufrechterhaltenden Bedingungen, den Mechanismus von NSSV besser verstehen.
4. NSSV mittels standardisierter Psychometrie erheben und diagnostizieren können.
5. Eine Behandlungsplanung für Patienten mit NSSV aufstellen können.
6. Die wichtigsten therapeutischen Strategien für die Behandlung von NSSV-Patienten kennen.
7. Auftretende Probleme in der Behandlung von NSSV individualisiert angehen können.
8. Einen Überblick über die Evidenzlage zur Behandlung von NSSV haben.

Prüfungsfragen

1. Bei welchen psychischen Störungen ist NSSV besonders häufig zu beobachten?
2. Welche Auswirkungen konnten im Rahmen experimentell zugefügter Schmerzreize auf die Hirnfunktionen beobachtet werden?
3. Welche Funktion des NSSV wird in den meisten Störungsmodellen als zentral angesehen?
4. Um eine profunde Diagnostik und Indikationsstellung zu ermöglichen sollte auf welche Informationsquellen zurückgegriffen werden?
5. Nennen Sie mindestens vier der sieben therapeutischen Grundhaltungen.
6. Beschreiben Sie das der Therapie zugrunde liegende Behandlungsrational.
7. Wie viele Therapiephasen gibt es? Beschreiben Sie kurz deren jeweiliges Ziel.

8. Nennen Sie die zum Einsatz kommenden Behandlungsbausteine.
9. Wie wird mit der Angst des Therapeuten vor einem Suizidversuch des Patienten umgegangen?

Antworten zu den Prüfungsfragen

zu 1: Borderline-Persönlichkeitsstörung, Dissoziative Störungen, Affektive Störungen Schizophrenie (vgl. Kap. 1.3).

zu 2: Experimentelle Schmerzreize führen bei NSSV-Betroffenen zu einer Normalisierung von gestörten Hirnfunktionen (z. B. Reduktion erhöhter Amygdala-Aktivität). Dieser Pathomechanismus könnte die Aufrechterhaltung von NSSV erklären (vgl. Kap. 2.2.2).

zu 3: In den meisten Störungsmodellen wird die emotionsregulatorische Wirkung des NSSV hervorgehoben (z. B. das Beenden bzw. Vermeiden eines aversiven emotionalen Zustandes; das Wiedergewinnen von Kontrolle über die eigenen Emotionen). Auch im sozialen Kontext geht es zumeist um emotionale Aspekte, z. B. das Beenden des Gefühls von Einsamkeit durch Zuwendung oder um die Regulation von so schmerzhaften Gefühlen wie Ungeliebtsein, Verlassensein und Unverbundenheit. Da NSSV in jedem Fall einen funktionalen Umgang mit den eigenen Emotionen wie auch mit deren Ursachen verhindert, verstehen wir NSSV als eine Kombination aus dysfunktionaler Emotionsregulation und Vermeidungsverhalten (vgl. Kap. 2.3.2).

zu 4: Eine genaue Diagnostik ist für eine passgenaue Indikationsstellung unerlässlich. Aufgrund mehrerer Faktoren kann die diagnostische Erhebung jedoch erschwert werden. Aus diesem Grund empfiehlt sich eine ausführliche Eigen- und Fremdanamnese, eine umfassende körperliche Untersuchung durch einen Arzt, eine zusätzliche psychometrische Untersuchung sowie ggf. die Durchführung einer Verhaltensanalyse (vgl. Kap. 3).

zu 5: (1) Patienten mit NSSV geben sich wirklich Mühe. Das heißt, sie versuchen, das Beste aus ihrer gegenwärtigen Situation zu machen; (2) Patienten mit NSSV wollen sich verändern; (3) Patienten mit NSSV müssen sich stärker anstrengen und härter arbeiten, um sich zu verändern; (4) Patienten mit NSSV haben ihre Schwierigkeiten nicht selbst verursacht, müssen sie aber selbst lösen; (5) Das Leben von Patienten mit NSSV, die akut suizidal sind, ist so, wie es gegenwärtig ist, unerträglich; (6) Patienten mit NSSV müssen neues Verhalten in allen relevanten Lebensbereichen erlernen; (7) Patienten können in der Therapie nicht versagen (vgl. Kap. 4.1).

zu 6: Behandlungsrational: NSSV wird als dysfunktionales Verhalten zur Emotionsregulation verstanden; als unkontrollierbar und/oder unerträglich erlebte Emotionen werden „weggeschnitten“. NSSV gilt demnach als Vermeidungsverhalten. Emotionen bilden jedoch die Grundlage für wirksames Verhalten sowie die eigene Identität. Solange der Patient seine Emotionen „wegschneidet", ist eine erfolgreiche Therapie daher nicht möglich. Aus diesem Grund werden zu Beginn der Therapie NSSV und andere dysfunktionale Verhaltensweisen zur Regulation der Emotionen reduziert, mit dem Ziel der Reaktionsverhinderung; gleichzeitig werden funktionale Emotionsregulationstechniken vermittelt und geübt (vgl. Kap. 4.2).

zu 7: Es gibt vier Therapiephasen: Vorbereitungsphase – Informationsvermittlung, Informationserhebung, Unterzeichnen des Therapievertrages; Therapiephase 1 – Reduktion von NSSV und anderer schwerwiegender dysfunktionaler Verhaltensweisen sowie Aufbau funktionaler Strategien zur Emotionsregulation; Therapiephase 2 – Ausweitung und konsequente Anwendung von Fertigkeiten zur Emotionsregulation; Therapiephase 3 – Entwickeln einer zufriedenstellenden Lebensqualität durch Steigerung der Selbstachtung und des achtsamen Selbstmitgefühls (vgl. Kap. 4.2).

zu 8: Einzeltherapie, Fertigkeitentraining, Telefoncoaching, Supervision (vgl. Kap. 4.3).

zu 9: Es wird in der Vorbereitungsphase mit dem Patienten vereinbart, sich während der Therapiezeit nicht umzubringen. Eine einmal gegebene Zusage des Patienten wird vom Therapeuten nicht aktiv infrage gestellt (z. B. „Können Sie noch für sich garantieren?"), da diese das Commitment des Patienten konterkarieren würde. Bei Bedarf wird an die Vereinbarung erinnert (z. B. „Ich verlasse mich auf Ihre Entscheidung.", „Ich vertraue Ihrer Zusage.") (vgl. Kap. 4.2.1 und Kap. 4.6).

10 Anhang

Liste möglicher nichtsuizidaler Selbstverletzungen (NSSV)
☐ Schneiden/Ritzen an Extremitäten (Arme, Beine)
☐ Schneiden/Ritzen an Rumpf, Hals und Kopf
☐ Schneiden/Ritzen im Genitalbereich
☐ Selbstverletzende Manipulationen im Genitalbereich
☐ Stechen mit Nadeln oder ähnlichem
☐ Kratzen
☐ Schneiden/Ritzen/Kratzen in Körperöffnungen (z. B. Rachen)
☐ Die Wundheilung verzögern
☐ Säure auf die Haut gießen
☐ Verbrennen (z. B. Deo, Zigarette)
☐ Sich verbrühen (z. B. Dusche)
☐ Sich beißen
☐ Irgendwo dagegen Schlagen
☐ Sich schlagen, sodass ein blauer Fleck entstanden ist
☐ Haare ausreißen
☐ Schweres Nagelbeißen und/oder Nagelverletzungen
☐ Die Haut mit scharfen Gegenständen durchstechen
☐ Körperteile piercen
☐ Versuch oder tatsächliches Brechen von Knochen
☐ Abschneiden von Körperteilen
☐ Kopf anschlagen (Headbanging)
☐ Beständiges Pickelausdrücken (Skinpicking)
☐ Sich Blut abnehmen
☐ Andere Selbstverletzungsmethoden ____________________ ____________________ ____________________ ____________________

Deliberate Self-Harm Inventory (DSHI)[3]		
Die folgenden Fragen beziehen sich auf einige Dinge, die Menschen gelegentlich tun, um sich selbst Schmerz zuzufügen oder sich zu verletzen. Häufig halten Menschen, die solche Dinge tun, diese aus verschiedenen Gründen geheim. Jedoch werden uns ehrliche Antworten am meisten weiterhelfen, diese Verhaltensweisen zu verstehen und den Menschen zu helfen. Bitte beantworten Sie eine Frage mit „Ja", wenn Sie absichtlich so gehandelt haben, um sich weh zu tun oder zu verletzen. Antworten Sie nicht mit „Ja", wenn Sie etwas versehentlich taten (z. B. Sie stolperten und schlugen sich den Kopf aus Versehen an.)		
	Ja	**Nein**
1. Haben Sie sich jemals absichtlich (d. h. bewusst) selbst Schnittwunden zugefügt an Handgelenken, Armen oder anderen Stellen Ihres Körpers (ohne die Absicht, sich das Leben zu nehmen)?	☐	☐
2. Haben Sie sich jemals absichtlich (d. h. bewusst) mit einer Zigarette verbrannt?	☐	☐
3. Haben Sie sich jemals absichtlich (d. h. bewusst) mit einem Streichholz oder einem Feuerzeug verbrannt?	☐	☐
4. Haben Sie sich jemals absichtlich (d. h. bewusst) Wörter in Ihre Haut geritzt?	☐	☐
5. Haben Sie sich jemals absichtlich (d. h. bewusst) Bilder, Zeichen oder andere Motive in Ihre Haut geritzt?	☐	☐
6. Haben Sie sich jemals absichtlich (d. h. bewusst) so stark gekratzt, dass es geblutet hat oder Narben geblieben sind?	☐	☐
7. Haben Sie sich jemals absichtlich (d. h. bewusst) Ihre Haut aufgebissen?	☐	☐
8. Haben Sie sich jemals absichtlich (d. h. bewusst) Ihre Haut mit Sandpapier gerieben?	☐	☐
9. Haben Sie sich jemals absichtlich (d. h. bewusst) Säure auf Ihre Haut getropft?	☐	☐
10. Haben Sie sich jemals absichtlich (d. h. bewusst) mit Bleichmittel, Scheuermittel oder Ofenreiniger Ihre Haut geschrubbt?	☐	☐
11. Haben Sie sich jemals absichtlich (d. h. bewusst) spitze Gegenstände, wie Nadeln, Nägel oder Heftklammern in Ihre Haut gestochen? (nicht gemeint sind Tätowierungen, Ohrringe, Piercing oder Spritzengebrauch)	☐	☐
12. Haben Sie sich jemals absichtlich (d. h. bewusst) Glassplitter in Ihre Haut gerieben?	☐	☐

3 © Gratz (2001); dt. Version: Fliege et al. (2006). Der Abdruck erfolgt mit Genehmigung der Autoren sowie mit Genehmigung von Springer Nature.

	Ja	Nein
13. Haben Sie sich jemals absichtlich (d.h. bewusst) selbst einen Knochen gebrochen?	☐	☐
14. Haben Sie sich jemals absichtlich (d.h. bewusst) Ihren Kopf so gegen etwas gestoßen, dass ein blauer Fleck oder eine Beule entstand?	☐	☐
15. Haben Sie sich jemals absichtlich (d.h. bewusst) selbst geschlagen, sodass ein blauer Fleck oder eine Schwellung entstand?	☐	☐
16. Haben Sie jemals absichtlich (d.h. bewusst) die Heilung von Wunden verzögert?	☐	☐
17. Haben Sie sich jemals absichtlich (d.h. bewusst) in einer Weise verletzt, die hier nicht aufgeführt wurde?	☐	☐

Wenn Sie eine oder mehrere der vorher genannten Verhaltensweisen mit „Ja“ beantwortet haben, beantworten Sie bitte folgende Fragen. (Bitte beantworten Sie sie auch dann, wenn Sie weiter oben bereits auf ähnliche Fragen geantwortet haben.)

18. Wann haben Sie dies zum *ersten* Mal getan?	☐ in den letzten 12 Monaten ☐ vor über 12 Monaten: Geben Sie in diesem Fall an, vor wie vielen Jahren Sie sich das erste Mal selbst schädigten: Vor (circa) _______ Jahren
19. Wie häufig haben Sie dies getan?	☐ nur einmal ☐ sehr selten ☐ gelegentlich ☐ oft ☐ sehr oft ☐ ständig
20. Wie regelmäßig haben Sie dies getan?	☐ in unregelmäßigen Abständen ☐ in regelmäßigen Abständen Geben Sie in diesem Fall an, in welchem Abstand: ☐ von Stunden ☐ von Tagen ☐ von Wochen ☐ von Monaten
21. Schädigen Sie sich auch zurzeit (in den letzten 2 Wochen)?	☐ Nein (weiter mit Frage 22) ☐ Ja (weiter mit Frage 23)

22. Wann haben Sie dies *zuletzt* getan?	☐ in den letzten 12 Monaten ☐ vor über 12 Monaten: Geben Sie in diesem Fall an, vor wie vielen Jahren Sie sich das letzte Mal selbst schädigten: Vor (circa) _______ Jahren
23. Haben Sie wegen der körperlichen Folgen der Selbstverletzung jemals medizinische Behandlung in Anspruch genommen?	☐ Nein ☐ Ja
24. Haben Sie wegen des selbstverletzenden Verhaltens jemals psychiatrische, psychologische oder psychotherapeutische Behandlung in Anspruch genommen?	☐ Nein ☐ Ja

Fragebogen zu selbstverletzendem Verhalten (FSVV)[4]

Unter selbstverletzendem Verhalten versteht man bewusste Handlungen, mit denen sich eine Person einen konkreten körperlichen Schaden zufügt, ohne dass sie eine Selbsttötungsabsicht hat. Der vorliegende Fragebogen richtet sich an Personen, die solche Verhaltensweisen ausführen.

Es werden Informationen zu folgenden Aspekten der selbstverletzenden Verhaltensweisen erfasst: (1) Methoden; (2) Häufigkeit; (3) Auslöser; (4) Konsequenzen. Diese Informationen lassen sich unter der Überschrift „Verhaltensanalyse" zusammenfassen und spielen für die Behandlung von selbstverletzenden Verhaltensweisen eine wichtige Rolle.

Um die Fragen zu beantworten, machen Sie bitte in der Spalte ein Kreuz, deren Überschrift Ihre Antwort am besten wiedergibt.

Bitte beantworten Sie alle Fragen.

1. Welche Methoden selbstverletzenden Verhaltens haben Sie in den letzten sechs Monaten bei sich angewendet?

Ich verletze mich selbst, indem ich ...	**nie**	**selten**	**gele-gentlich**	**oft**	**sehr oft**
... mich selbst schneide (z. B. mit Rasierklinge oder Messer).	☐	☐	☐	☐	☐
... den Kopf aufschlage (z. B. gegen eine Wand).	☐	☐	☐	☐	☐
... mit der Faust gegen einen festen Untergrund schlage (z. B. Wand).	☐	☐	☐	☐	☐
... mich selbst verbrenne oder verbrühe (z. B. mit Zigarette, heißem Wasser).	☐	☐	☐	☐	☐
... mir selbst Blut ablasse.	☐	☐	☐	☐	☐
... mich selbst würge/stranguliere.	☐	☐	☐	☐	☐
... mir Haare ausreiße.	☐	☐	☐	☐	☐
... die Wundheilung verhindere.	☐	☐	☐	☐	☐
... mich selbst kratze.	☐	☐	☐	☐	☐
... mich selbst steche bzw. Piercing (nicht gemeint ist Modepiercing)	☐	☐	☐	☐	☐
... mich von anderen gezielt schlagen oder verletzen lassen.	☐	☐	☐	☐	☐
... scharfe bzw. verletzende Gegenstände schlucke.	☐	☐	☐	☐	☐
Andere (bitte benennen): ______________________	☐	☐	☐	☐	☐
Andere (bitte benennen): ______________________	☐	☐	☐	☐	☐
Andere (bitte benennen): ______________________	☐	☐	☐	☐	☐

4 © Reicherzer und Brandl (2011). Der Abdruck erfolgt mit Genehmigung der Autoren.

2. Wie häufig tritt das selbstverletzende Verhalten im Durchschnitt auf?						
	keinmal	1-mal pro Monat oder seltener	2- bis 3-mal pro Monat	1- bis 2-mal pro Woche	3- bis 6-mal pro Woche	1-mal täglich oder häufiger
In den letzten 4 Wochen						
In „Krisenzeiten" – maximaler Wert im letzten halben Jahr						
In „ruhigen" Zeiten – minimaler Wert im letzten halben Jahr						

3. In welchen Situationen bzw. nach welchen Ereignissen verletzen Sie sich selbst? Dies ist die Frage nach den unmittelbaren Auslösern.					
Ich verletze mich selbst, wenn ...	nie	selten	gelegentlich	oft	sehr oft
... es Probleme/Unklarheiten mit meinem Partner/ meiner Partnerin gibt.	☐	☐	☐	☐	☐
... ich von anderen kritisiert wurde.	☐	☐	☐	☐	☐
... ich ein Verlangen nach Alkohol, Drogen oder Medikamenten habe.	☐	☐	☐	☐	☐
... ich mich angegriffen fühle.	☐	☐	☐	☐	☐
... andere „Leistung" von mir verlangen.	☐	☐	☐	☐	☐
... mir jemand sehr Nahe gekommen ist.	☐	☐	☐	☐	☐
... ich über mich und mein Leben nachdenke.	☐	☐	☐	☐	☐
... ich den Eindruck habe, jemand mag bzw. liebt mich.	☐	☐	☐	☐	☐
... ich alleine in meiner Wohnung bzw. meinem Zimmer bin.	☐	☐	☐	☐	☐
... andere mir ihre traumatischen Erfahrungen berichtet haben.	☐	☐	☐	☐	☐
... ich anderen gegenüber aggressiv bzw. unfreundlich war.	☐	☐	☐	☐	☐
... ich einen Fehler gemacht habe.	☐	☐	☐	☐	☐
... ich glaube, „gefährlich" und böse zu sein.	☐	☐	☐	☐	☐
... ich starke angenehme Gefühle habe (z. B. Freude, Liebe).	☐	☐	☐	☐	☐
... ich eine Aufgabe bzw. ein Vorhaben nicht erledigt habe.	☐	☐	☐	☐	☐
... ich ungerecht behandelt wurde.	☐	☐	☐	☐	☐
... ich Instrumente zur Selbstverletzung wahrnehme.	☐	☐	☐	☐	☐
... ich mich mit anderen gestritten habe.	☐	☐	☐	☐	☐
... ich mich selbst für dumm und unfähig halte.	☐	☐	☐	☐	☐

	nie	selten	gele-gentlich	oft	sehr oft
... andere mir von ihren Selbstverletzungen berichtet haben.	☐	☐	☐	☐	☐
... ich mich an eigene schreckliche Erfahrungen erinnere.	☐	☐	☐	☐	☐
... ich starke unangenehme Gefühle habe (z. B. Wut, Ekel, Angst, Trauer, Scham, Schuld).	☐	☐	☐	☐	☐
... ich Alkohol oder Drogen konsumiert habe.	☐	☐	☐	☐	☐
... ich mich körperlich sehr unwohl fühle (z. B. Übelkeit, Schmerzen, Schwindel).	☐	☐	☐	☐	☐
... ich den Eindruck habe, ein Außenseiter/eine Außenseiterin zu sein.	☐	☐	☐	☐	☐
... ich ein Verlangen (Suchtdruck) nach Selbstverletzung verspüre.	☐	☐	☐	☐	☐
Ich verletze mich selbst ohne ersichtlichen Grund.	☐	☐	☐	☐	☐

4. Was ist die kurzfristige, unmittelbare Konsequenz (Folge) des selbstverletzenden Verhaltens?

Folgendes tritt *unmittelbar* nach der Selbstverletzung ein:	nie	selten	gele-gentlich	oft	sehr oft
Die innere Spannung wird geringer.	☐	☐	☐	☐	☐
Ich gerate in einen angenehmen „entrückten" Zustand (Trance).	☐	☐	☐	☐	☐
Ich spüre mich und meinen Körper wieder mehr.	☐	☐	☐	☐	☐
Ich fühle mich besonders individuell und stolz.	☐	☐	☐	☐	☐
Ich empfinde Lust (wie im Drogenrausch oder sexuell/erotisch).	☐	☐	☐	☐	☐
Eine innere Leere/Langeweile wird beendet.	☐	☐	☐	☐	☐
Ich kann wieder etwas klarer und geordneter denken.	☐	☐	☐	☐	☐
Starke unangenehme Gefühl werden geringer.	☐	☐	☐	☐	☐
Ich nehme meine Umwelt wieder etwas klarer wahr.	☐	☐	☐	☐	☐
Ich habe anderen gezeigt, dass es mir schlecht geht.	☐	☐	☐	☐	☐
Ich erhalte Zuspruch und Zuwendung von anderen.	☐	☐	☐	☐	☐
Ich habe unmittelbar Schmerzen.	☐	☐	☐	☐	☐
Ich habe das Gefühl, andere (Familie, Bekannte etc.) bestraft zu haben.	☐	☐	☐	☐	☐
Die Wunde muss notfallmäßig medizinisch versorgt werden.	☐	☐	☐	☐	☐
Es tauchen belastende Gedanken und/oder Gefühle auf (z. B. Schuld, Ekel, Scham, Traurigkeit, Ärger).	☐	☐	☐	☐	☐
Andere (bitte benennen): ________________________	☐	☐	☐	☐	☐

5. Was sind die mittel- und langfristigen Konsequenzen bzw. Folgen des selbstverletzenden Verhaltens?					
Folgendes sind die mittel- und langfristigen Konsequenzen meines selbstverletzenden Verhaltens:	**nie**	**selten**	**gele-gentlich**	**oft**	**sehr oft**
Ich habe später Schmerzen.	☐	☐	☐	☐	☐
Ich habe *unangenehme* Gefühle (z. B. Schuld, Scham, Ärger, Traurigkeit).	☐	☐	☐	☐	☐
Ich habe den Eindruck, eine schwierige Situation bewältigt zu haben.	☐	☐	☐	☐	☐
Ich habe *angenehme* Gefühle (z. B. Freude, Zufriedenheit, Glück).	☐	☐	☐	☐	☐
Meine allgemeine Befindlichkeit wird *besser*.	☐	☐	☐	☐	☐
Meine allgemeine Befindlichkeit wird *schlechter*.	☐	☐	☐	☐	☐
Ich fühle mich insgesamt labil und unsicher.	☐	☐	☐	☐	☐
Andere (z. B. mein Partner/meine Partnerin, Eltern) machen sich Sorgen um mich und wenden sich mir zu.	☐	☐	☐	☐	☐
Ich muss Hilfe in Anspruch nehmen, um die Wunden medizinisch versorgen zu lassen.	☐	☐	☐	☐	☐
Ich werde stationär in eine Klinik aufgenommen.	☐	☐	☐	☐	☐
Andere (bitte benennen): ______________________	☐	☐	☐	☐	☐

6. Weitere Fragen zum selbstverletzenden Verhalten					
	ganz sicher	**ziemlich wahr-schein-lich**	**viel-leicht**	**wahr-schein-lich nicht**	**keines-falls**
Möchten Sie auf das selbstverletzende Verhalten verzichten?	☐	☐	☐	☐	☐
Können Sie auf das selbstverletzende Verhalten verzichten?	☐	☐	☐	☐	☐

Wie schätzen Sie Ihre Selbstkontrollfähigkeit in Bezug auf das selbstverletzende Verhalten ein?

Machen Sie bitte eine Angabe zwischen 0 und 100 % (100 % ist maximale Kontrollfähigkeit):

0 %	10 %	20 %	30 %	40 %	50 %	60 %	70 %	80 %	90 %	100 %
☐	☐	☐	☐	☐	☐	☐	☐	☐	☐	☐

Seit welchem Lebensjahr wenden Sie selbstverletzendes Verhalten an?

12. oder früher	13.–15.	16.–18.	19.–21.	22. oder später
☐	☐	☐	☐	☐

7. Welche „indirekten Methoden“ selbstschädigenden Verhaltens haben Sie in den letzten sechs Monaten angewendet?					
Ich schädige mich selbst, indem ich ...	**nie**	**selten**	**gele-gentlich**	**oft**	**sehr oft**
... gezielt erbreche.	☐	☐	☐	☐	☐
... in kurzer Zeit sehr viel esse („Fressanfälle“).	☐	☐	☐	☐	☐
... hungere (fast nichts esse).	☐	☐	☐	☐	☐
... nicht bzw. viel zu wenig schlafe.	☐	☐	☐	☐	☐
... zu viel Alkohol, Drogen oder Medikamente konsumiere.	☐	☐	☐	☐	☐
... blind über eine Straße gehe.	☐	☐	☐	☐	☐
... gefährliche, riskante Sportarten betreibe.	☐	☐	☐	☐	☐
... extrem Sport treibe („bis zum Umfallen“).	☐	☐	☐	☐	☐
... Geschlechtsverkehr mit häufig wechselnden Partnern habe.	☐	☐	☐	☐	☐
... an einer Beziehung festhalte, in welcher der Partner/die Partnerin mir Schaden zufügt (Schläge, sexuelle Misshandlung)	☐	☐	☐	☐	☐
... „bis zum Umfallen“ arbeite.	☐	☐	☐	☐	☐
... schlecht über mich denke, mich „gedanklich“ beschimpfe.	☐	☐	☐	☐	☐
Andere Methoden: ______________________	☐	☐	☐	☐	☐

8. Gab es in den letzten sechs Monaten „labilisierende“ Bedingungen, die zu einer allgemeinen psychosozialen Belastung geführt haben?		
Gab es in den letzten sechs Monaten ...	**Ja**	**Nein**
... Schlafprobleme/Schlafmangel?	☐	☐
... eine unklare, problematische Wohnsituation?	☐	☐
... eine unklare, problematische berufliche Situation?	☐	☐
... körperliche Erkrankungen (z. B. Erkältungen, Knochenbrüche)?	☐	☐
... Probleme/Konflikte in der Partnerschaft?	☐	☐
... Probleme/Konflikte im familiären Umfeld?	☐	☐
... wirtschaftliche, finanzielle Probleme?	☐	☐
... eine Unzufriedenheit mit der therapeutischen Situation?	☐	☐
... Probleme/Konflikte im Freundes- und Bekanntenkreis?	☐	☐

Behandlungsvertrag für die ambulante Einzeltherapie zur Behandlung von NSSV

Die Behandlung von nichtsuizidalem selbstverletzendem Verhalten (NSSV) verfolgt das übergeordnete primäre Ziel, einen Zugang und einen Umgang mit den eigenen Emotionen zu ermöglichen. Hierfür ist es notwendig, bislang eingesetzte dysfunktionale Verhaltensmuster zur Emotionsregulation/-unterdrückung zu reduzieren (z.B. NSSV), bei gleichzeitigem Aufbau funktionaler Strategien. Um ein solches Vorgehen zu ermöglichen, sind neben den sehr individuellen Zielen jeder Einzeltherapie auch einige grundsätzliche Zielsetzungen und Regeln zu berücksichtigen und einzuhalten. Diese sind nach Wichtigkeit sowohl für den Patienten als auch den Therapeuten geordnet:

- Verringern von lebensbedrohlichem Verhalten/Verbesserung der Überlebensfertigkeiten.
- Die Einhaltung einer Nicht-Suizid-Verpflichtung während der Psychotherapie.
- Verringern von Verhaltensmustern, die zu einem vorzeitigen Therapieende führen können/Verbesserung von therapieaufrechterhaltendem Verhalten.
- Verringern von nichtsuizidalem selbstverletzendem Verhalten (NSSV)/Aufbau und Verbessern von Fertigkeiten zur Emotionsregulation.
- Verringern von Verhalten, das den Therapiefortschritt behindert/Verbesserung der Mitwirkung bei der Therapie.
- Verbesserung der Lebensqualität/Behandlung von sehr schwerwiegenden psychischen Störungen oder Problemen, die normale soziale Interaktionen und berufliche Tätigkeiten verhindern.

Deshalb ist es wichtig, dass Sie sich in einem ausführlichen Gespräch mit Ihrer Therapeutin/Ihrem Therapeuten mit den Therapierichtlinien für die ambulante Einzeltherapie vertraut machen:

a) Ich will an der Verringerung von lebensbedrohlichem Verhalten, wie z.B. suizidalem Verhalten, lebensbedrohlichem selbstverletzenden Verhalten oder Hochrisikoverhalten, arbeiten.
b) Während der Psychotherapie werde ich keinen Suizidversuch unternehmen.
c) Ich will an der Verringerung von Verhaltensmustern, die zu einem vorzeitigen Therapieende führen können, wie z.B. Verhalten, das meinen Therapeuten in ein Burnout führt, arbeiten.
d) Ich will an der Verringerung von nichtsuizidalem selbstverletzendem Verhalten wie Schneiden, Brennen oder Überdosierung von Medikamenten arbeiten.
e) Ich will an einer Reduzierung von Verhaltensmustern, die einen Therapiefortschritt behindern können, wie z.B. Nichtteilnahme an Therapiesitzungen, Brechen von Vereinbarungen, mangelnde Offenheit, Verweigerung von Hilfsangeboten, ständiges Dissoziieren während den therapeutischen Sitzungen etc., arbeiten.
f) Ich will an der Verbesserung meiner Lebensqualität, z.B. Rückführung auf den Arbeitsmarkt, Knüpfen von sozialen Kontakten, arbeiten.
g) Ergänzend zur Einzeltherapie bin ich bereit, an einem Fertigkeitentraining teilzunehmen.

Zusätzlich stimme ich folgenden Regeln zu:

- Die Therapiedauer umfasst zunächst ein Jahr und kann ggf. verlängert werden.
- Einzelne Sitzungen müssen rechtzeitig abgesagt werden.
- In Krisensituationen werde ich meine Therapeutin/meinen Therapeuten anrufen.
- Nach selbstschädigendem oder anderem näher zu definierenden Verhalten besteht eine 24-stündige Kontaktsperre zu meiner Therapeutin/meinem Therapeuten. In dieser Zeit erstelle ich die Verhaltens- und Lösungsanalyse.
- Das Fehlen von vier unentschuldigten Sitzungen hintereinander führt zu einer Therapiepause bzw. zur Beendigung der Therapie.
- Unter Einfluss von Alkohol oder Drogen wird eine Therapiesitzung unmöglich und muss vorzeitig beendet werden.
- Zwischen den einzelnen Behandlungsstunden ist die Durchführung von Übungen und Hausaufgaben vorgesehen.
- Ich bin bereit, Fragebögen auszufüllen und mich an der Durchführung von diagnostischen Interviews zu beteiligen.
- Während der gesamten Behandlungsdauer kann es gelegentlich sinnvoll sein, Videoaufnahmen durchzuführen. Über deren Verwendung wurde ich aufgeklärt.

Therapeuten stimmen Folgendem zu:

- Ich unternehme jede sinnvolle Anstrengung, um kompetente und effektive Psychotherapie durchzuführen.
- Ich halte die festgesetzten ethischen und beruflichen Richtlinien ein.
- Ich stehe der Patientin/dem Patienten für wöchentliche Therapiesitzungen und Telefonberatung in Krisensituationen zur Verfügung und sorge – wenn therapeutisch indiziert – bei Abwesenheit für sinnvolle Vertretung.
- Ich gehe mit meinen persönlichen Grenzen offen um.
- Ich bewahre die Schweigepflicht.
- Ich hole mir Rat und Unterstützung, wann immer dies notwendig ist.

Ich habe mich mit allen Regeln vertraut gemacht und stimme den oben genannten Punkten zu.

Datum, Ort: ______________________________

______________________________ ______________________________

Unterschrift Patientin/Patient Unterschrift Therapeutin/Therapeut

Wochenprotokoll

Name: ______________ Datum der Woche: ______________ Medikamente: ______________

Datum	Alkohol / Drogen	Disso-ziation	Not/ Elend	Suizidale Vorstel-lungen	NSSV						Skills ange-wandt	Selbst-mitgefühl prakti-ziert	Primäre Emotionen wahr-genommen	Primäre Emotionen ange-nommen
	(bitte angeben)	(0–5)	(0–5)	(0–5)	Drang (0–5)	Handlung (ja/nein)	Drang (0–5)	Handlung (ja/nein)	Drang (0–5)	Handlung (ja/nein)	(0–5)	(0–5)	(0–5)	(0–5)
Mo														
Di														
Mi														
Do														
Fr														
Sa														
So														

Suizidale Ideen
0 = keine
1 = kaum
2 = mäßig
3 = drängend
4 = sehr drängend
5 = außer Kontrolle

Drang/NSSV/Not/Elend
0 = kein(e)
1 = kaum
2 = etwas
3 = mittelmäßig
4 = groß
5 = sehr groß

Skills/Selbstmitgefühl/Emotionen
0 = gar nicht
1 = selten
2 = gelegentlich, hätte häufiger sein müssen
3 = gelegentlich, gerade so ausreichend häufig
4 = häufig
5 = sehr häufig